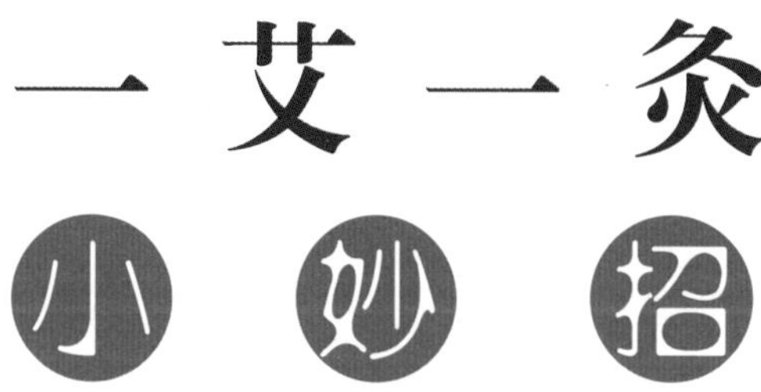

主编 / 王富春　徐晓红
编委 / 徐小茹　刘思嘉

中国中医药出版社
·北　京·

图书在版编目（CIP）数据

一艾一灸小妙招 / 王富春，徐晓红主编．—北京：中国中医药出版社，2016.8

（中医小妙招丛书）

ISBN 978-7-5132-3101-5

Ⅰ．①一…　Ⅱ．①王…　②徐…　Ⅲ．①艾灸　Ⅳ．① R245.81

中国版本图书馆CIP数据核字（2016）第011337号

中国中医药出版社出版
北京市朝阳区北三环东路28号易亨大厦16层
邮政编码　100013
传真　010 64405750
北京瑞禾彩色印刷有限公司印刷
各地新华书店经销
*
开本 880×1230　1/32　印张 4.5　字数 99 千字
2016年8月第1版　2016年8月第1次印刷
书　号　ISBN 978-7-5132-3101-5
*
定价　20.00元
网址　www.cptcm.com

社长热线　010 64405720

购书热线　010 64065415　010 64065413

微信服务号　zgzyycbs

书店网址　csln.net/qksd/

官方微博　http://e.weibo.com/cptcm

淘宝天猫网址　http：//zgzyycbs.tmall.com

前言

灸法，古称灸焫（ruò 音若，同爇）是一种用火烧灼的治病方法。灸法起源于火的发现和利用，火的发明不仅可以让人类吃到熟食，改变了人类的饮食结构，促进身体和脑的发育，同时也给人类带来了温暖，消除寒冷解除疲劳，通过熏烤或烧伤的方法，可以减轻或治愈某些部位的疼痛，于是灸法就应运而生了。灸法的产生与我国居住在北方的人们的生活习惯及发病特点有着密切的关系。《素问·异法方宜论》说："北方者，天地所闭藏之域也，其地高陵居，风寒冰冽，其民乐野处而乳食，脏寒生满病，其治宜灸焫。故灸焫者，亦从北方来。"《灵枢·官能》曰："阴阳皆虚，火自当之……经陷下者，火则当之；结络坚紧，火所治之。""灸"字在《说文解字》中解释为"灼"，是灼体疗病之意。最早可能采用树枝、柴草、兽皮取火熏、熨、灼、烫以消除病痛，以后才逐渐选用"艾"为主要灸料。艾，是一种野生植物，在我国广大的土地上到处生长，因其气味芳香，性温易燃，且火力缓和，于是便取代一般的树枝燃料，而成为灸法的最好材料。《本草》载："艾叶能灸百病。"《本草从新》曰："艾叶苦辛，性温，属纯阳之性，能回垂危之阳，通十二经、走三阴、理气血、逐寒湿、暖子宫……以之灸火，能透诸病而除百病。”明代医学家李言闻（李时珍之父）称赞艾叶“产于山阳，采于端午治病灸疾，功非小补”。李时珍称艾叶“以蕲州者为胜，用充方物，天下重之，谓之蕲艾”。相传“他处艾灸酒坛不能透，蕲艾一灸则直透彻为弃也”。

灸法预防疾病，延年益寿，在我国已有数千年的历史。《灵枢·官能》中强调：“针所不为，灸之所宜。”《灵枢·经脉》指出：“陷下则灸之”。《医学入门》说：“凡病药之不及，针之不到，必须灸之”。灸法是借助灸火的温热以及药物的作用，通过经络的传导，起到温经散寒、扶阳固脱、消瘀散结和防病保健作用的一种外治方法。随着人们物质生活水平的提高，中医养生文化逐渐得到人们的关注，越来越多的人开始寻找无副作用、简便、易操作的治疗保健方法，有神奇疗效的艾灸得到了广泛重视。

本书选取了最常见的病证，图文并茂，具有通俗易懂，便于操作的特点，可以作为中医爱好者、中老年健康保健者、青年医师及医学生的便携工具。

王富春

2015 年 9 月

目录

一艾一灸小妙招

1 感冒

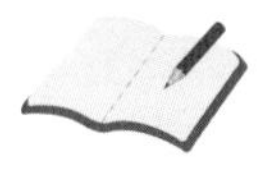

“小案例”——遇到最常见的感冒怎么办?

感冒是人们日常生活中最常见的疾病，不管多大年龄的人都会得感冒，对于感冒人们的态度也显得习以为常了。一直以来，小李身体的抵抗力就弱，每年一到冬春季节就会感冒。有一年刚入春，小李在屋里干完活，出了一身汗，就把外衣脱掉了，下午就开始感觉嗓子痒，想咳嗽还咳不出，不停地打喷嚏，晚上睡觉前吃了几片感冒药，第二天起床时感觉自己浑身发热，量体温 38.6℃，而且浑身没劲儿，到当地医院打了退烧的点滴，体温降了下去，可一到晚上七八点钟还会发烧，就这样反复了好几天。想到小李身体素来较弱，于是家人就带他去当地的中医院做艾灸，医生用艾条为他灸了双侧的足三里穴。第一次灸完后，小李就觉得感冒症状减轻，不发热了，浑身不那么酸痛了；第二次灸完后，感冒症状明显好转；第三次灸完后，感冒基本上好了。为巩固疗效，医生嘱咐他回家每周灸双侧足三里 15 分钟，几周后，小李完全好了。

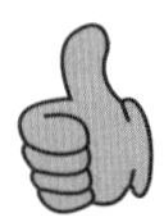

“小妙招”——巧灸保健穴治感冒

足三里穴是身体的强壮穴之一，用手从膝盖正中往下摸取胫骨最粗的隆起处，就是胫骨粗隆，在胫骨粗隆外下缘直下 1 寸处便是此穴，足三里穴具有疏通经络、强健脾胃、增强人体免疫力的作用；大椎穴，俯卧或正坐，在后背正中线上，第 7 颈椎棘突下凹陷中取之，即低头时最突出的颈骨下方凹陷处，有升

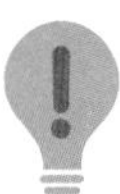

“小提示”——感冒要及时治疗，注重预防

● 在感冒流行期间，应保持室内空气流通，少去公共场所。患病后多休息，注意保暖，饮食宜清淡，多吃蔬菜水果，多喝水。

● 体虚感冒者，平时也可用艾条灸足三里或大椎穴，坚持室外活动和体育锻炼，以增强防御外邪的能力。

● 受寒而致的发热，可在大椎穴拔火罐并留罐一段时间，连续治疗几次，症状也可缓解。

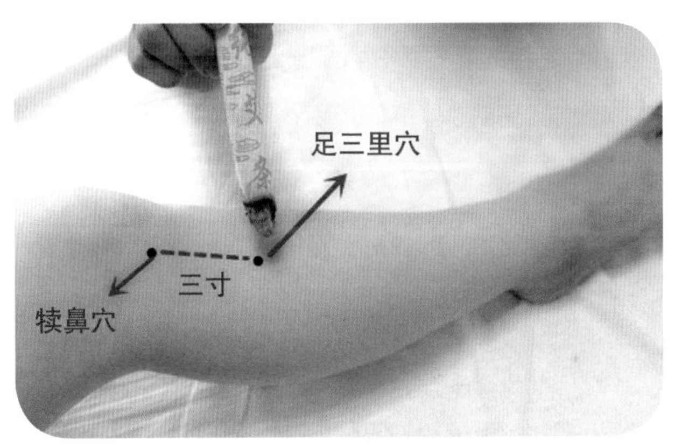

阳强壮的作用，为强壮保健要穴之一。对于风寒型感冒效果显著。艾条点燃后，悬于穴位之上，距离局部皮肤 2 ~ 3cm 处，艾灸 10 ~ 15 分钟，使局部皮肤微见潮红或略有灼痛感为宜，一天 1 次，灸 3 ~ 4 天即可。

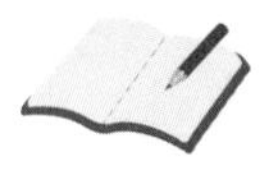

“小案例”——咳嗽剧烈的小宝

入秋后天气渐凉，温度也总是忽高忽低，张奶奶5岁的外孙小宝前几天在自家的小区楼下和小朋友玩耍打闹，玩热了自己就把衣服脱了扔到一边，半夜时就一直咳嗽，还高烧不退，根本没有办法入睡，小宝哭闹得厉害，一直折腾到早上，也不好好吃饭，吃的也比平时少。张奶奶就带他去小区楼下的门诊打了几天点滴，高烧是退了，但就是一直咳嗽，还有痰，吃了一些止咳化痰的药，也不见好转。后来听人说艾灸疗法治疗咳嗽的效果还不错，于是张奶奶和家人就带小宝到附近的中医院就诊，医生先对其进行推拿手法治疗，然后艾灸背部的一个穴位——肺俞穴，两天后痰量就减少了，而且咳嗽也明显减轻了，继续治疗三次，基本就不咳嗽了，能吃能喝，又可以像平时一样愉快地和其他小朋友玩耍了。

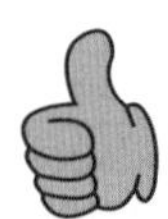

“小妙招”——肺俞止咳很好用

取肺俞穴时让患者取坐位或俯卧位，先找到颈项部最突出的棘突，即第7颈椎棘突。向下沿棘突逐个触摸至第3胸椎棘突下，旁开1.5寸就是了。肺俞穴是脏腑经气输注的地方，灸肺俞具有宣肺补虚、调节脏腑气血、增强机体免疫力的作用。艾灸时，手拿艾条悬于肺俞穴之上2cm左右，艾灸10～15分钟，可用另一手的食、中指置于肺俞穴的两侧，以感受温度，以便

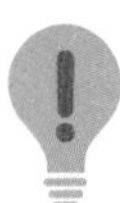

“小提示”——预防调护很关键

● 除了艾灸，最好配合食疗，效果更佳。可服用冰糖蒸生梨，做法是：将生梨去核，加一些冰糖放在碗中隔水蒸 30 分钟左右，即可食用。

● 在艾灸前可点按或按揉艾灸的穴位，能增强疗效。

● 对咳嗽的治疗，应加强饮食调护，多食用一些养阴生津的食物，如梨、蜂蜜、银耳，以及各种新鲜的蔬菜等，少吃辛辣刺激的食物。

● 加强锻炼，多进行户外活动，增强机体免疫力；卧室要经常通风，少去拥挤的公共场所。

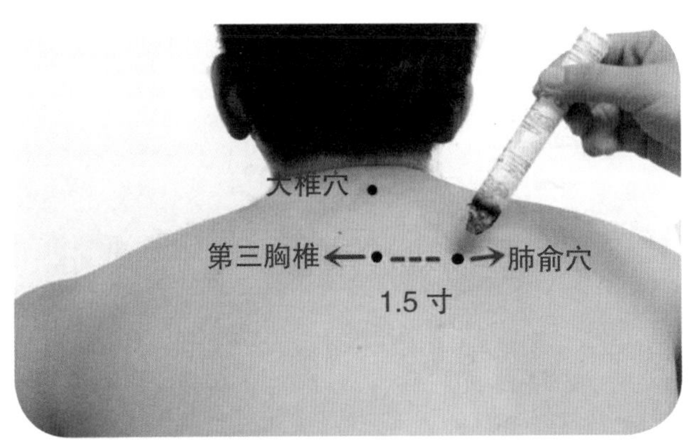

随时调整艾灸的距离。如果由于工作忙等原因没有时间到医院治疗，可以自己在家用艾条灸穴位，坚持治疗一段时间后不但可以使咳嗽好转，还可以增强体质，提高抗病能力。

3 支气管哮喘

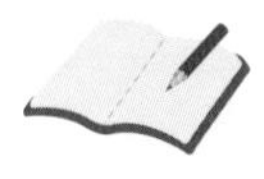

“小案例”——得哮喘了怎么办?

支气管哮喘是一种常见病、多发病，大家熟知而又非常喜爱的著名歌星邓丽君就被哮喘夺去了生命。邻居李叔，是一名普普通通的农民，常年在外打工。近两年来，一干活就气喘吁吁的，难受得喘不上气来，只要歇一歇就稍微好转。由于家里的生计全靠他一个人，他总是不顾自己的身体干活，直到去年的冬天病倒了。于是，就去医院做了检查，才知道他患上了哮喘。由于负担不起高额的医药费，他没过多久，就放弃了治疗，后来有人就建议他去艾灸，李叔就去当地的中医门诊进行了艾灸治疗，医生选择了几个穴位，经过两个疗程的治疗，李叔的哮喘就得到了很大的改善。

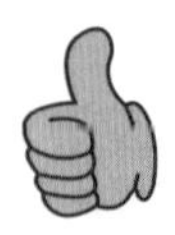

“小妙招”——巧用定喘穴、肺俞穴治哮喘

取肺俞穴时让患者取坐位或俯卧位，先找到颈项部最突出的棘突，即第 7 颈椎棘突。向下沿棘突逐个触摸至第 3 胸椎棘突下，旁开 1.5 寸就是了。肺俞属膀胱经穴，是肺气输注的地方，艾灸肺俞穴有宣肺平喘之功；定喘穴，在背部，第 7 颈椎棘突下（即大椎穴），旁开 0.5 寸，在颈后大椎穴旁就是定喘穴了，有止咳平喘、宣通肺气的作用。艾灸方法：将艾条的一端点燃悬于上述穴位 2 ~ 3cm 处，以局部皮肤潮红为度，每天灸 1 次。

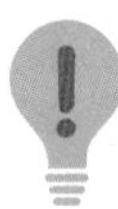

“小提示”——哮喘预防很关键

● 因过敏而引发的哮喘，应认真找出过敏原，注意避免接触过敏原及进食易致过敏的食物。

● 养成多饮水的习惯，哮喘发作时由于呼吸变快，出汗较多，体内水的需求必然较正常人为多，因此，有必要养成多饮水的习惯。

● 哮喘患者应避免接触灰尘、宠物、花粉等有刺激性的东西，以免诱发疾病发作。

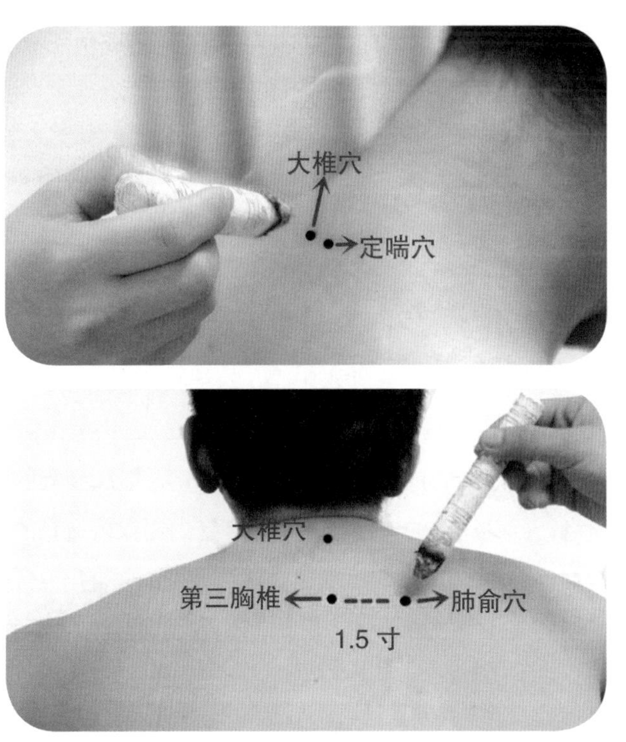

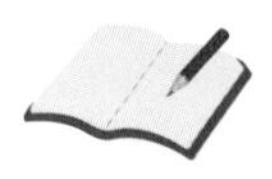

“小案例”——高中生铭铭的头痛烦恼

头痛既是一种常见的病证，也是一种常见的症状，几乎每个人都经历过头痛的折磨。铭铭是一名高中生，由于上学功课很多，学习压力大，经常自觉额头、太阳穴两侧、后脑勺疼痛，用手按揉两侧太阳穴有轻微缓解，但不能彻底解决头痛的问题，导致睡眠不好，吃饭吃不好，严重影响了学习和生活，为了减轻疼痛，铭铭经常吃止痛药，但止痛药只能暂时止痛，治标不治本。有人建议他去做艾灸，父母就带着铭铭到中医门诊就诊，医生用艾条灸他头部的一个穴位——百会穴，十多分钟之后，铭铭就感觉疼痛缓解，后经过两个疗程的治疗，铭铭终于成功摆脱了头痛的困扰。

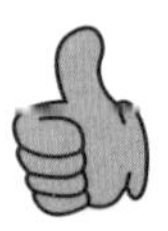

“小妙招”——妙用百会穴治头痛

百会穴位于头部，头顶正中心，一般可通过两耳尖连线的中点来简便取穴，是头部保健的重要穴位。因头是诸阳之会，是各经脉之气汇聚的地方，与脑的关系密切，能起到醒脑开窍、温经通络、行气活血的作用。艾灸时，室内要保持适宜的温度，穴位定准后，将点燃的艾条悬于穴位上 2 ~ 5cm 的地方，进行艾灸，一般灸 15 ~ 20 分钟，以局部灼热、患者能接受的温度为宜。

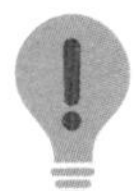

“小提示”——头痛注意休息很重要

● 在平时要注意睡眠充足，避免长时间看书、学习或思虑过度等；注意气候的变化，以免受凉使病情加重。

● 艾灸过程中由于热力刺激，艾灸后会感到口渴，这属于正常的现象，可多喝温开水；另外，艾灸后尽量不要用凉水洗手或洗澡，以免受凉，而影响艾灸的效果。

● 艾灸后，宜清淡饮食，少吃生冷、辛辣、油腻的食物，如西瓜、梨、冷饮等。

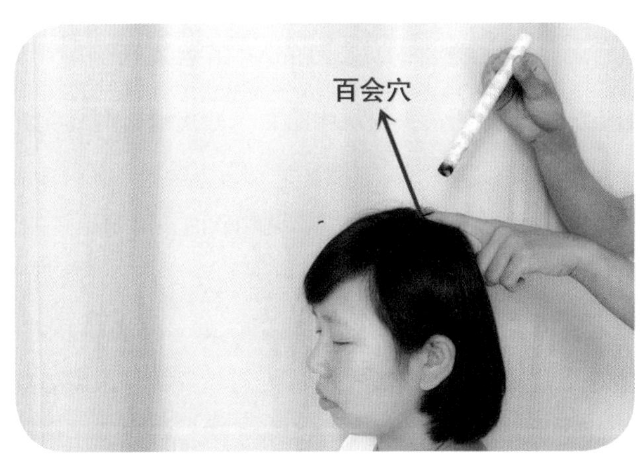

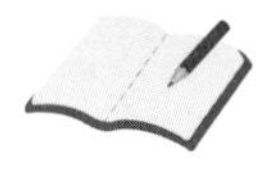

“小案例”——头晕目眩的张大娘

52岁的张大娘，因3年前右侧脑出血，1年前因左侧脑血栓形成住院，出院后总觉得眼花、看东西模模糊糊，而且在看东西时会有天旋地转的感觉，经常失眠，记忆力也大不如从前了。前些天，张大娘因迷糊的实在厉害，走路时不慎摔倒，于是到中医门诊就诊。医生采用艾灸治疗，灸后张大娘感觉头脑清醒了，也精神了许多，接下来几日又连灸10次，迷糊、看东西模糊的症状消失了，此后就很少再犯头晕的毛病了。

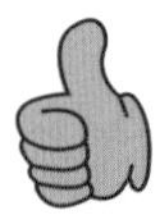

“小妙招”——眩晕巧用百会穴

百会穴位于头部，头顶正中心，一般可通过两耳尖连线的中点来简便取穴。百会穴是百脉之会，百脉所主，艾灸通过对百会穴的温热刺激，起到温经通络、调和气血、清窍除眩的作用。艾灸时，首先应充分暴露穴位，女患者头发长，可分向两侧，并加以固定；男患者头发短，可剪掉穴区2cm×4cm面积的头发；将点燃的艾条悬于穴位上2～3cm处进行艾灸，以患者能接受的最高温度为宜，不宜过烫。每天灸1次，每次灸半个小时左右。在艾灸的过程中，要让患者保持一个舒适的体位，尽量减少移动；随时询问患者的感觉，如果出现不适的症状，停止艾灸。

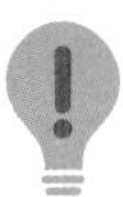

“小提示”——饮食规律少油腻

● 要注意休息，生活要有规律，保证充足的睡眠，有一个良好的心态；饮食要以清淡易消化为主，减少盐的摄入量，多吃水果蔬菜；戒烟戒酒，加强体育锻炼。

● 如果是颈椎病引起的头晕目眩，睡眠时要选用合适的枕头，避免长期低头工作，要注意保暖。

● 眩晕发作时，要尽量卧床休息，闭目养神，少做或不做旋转、弯腰等动作，以免诱发或加重病情。

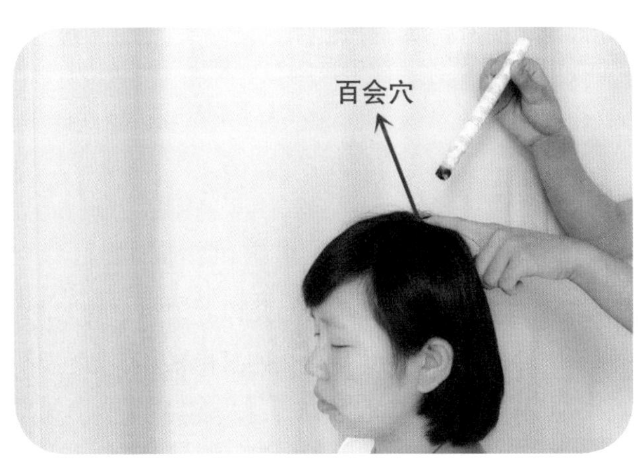

6 面瘫

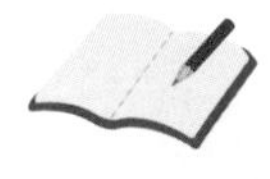

“小案例”——面瘫的小邓

面瘫是一种常见病和多发病，不受年龄限制，夏天天气闷热，有些人喜欢开着电扇、空调睡觉，或是躺在窗户下享受“过堂风”。可是，这样却很容易出现面瘫症状。小邓是一名大学生，晚上和朋友一起去过平安夜，喝了一些酒，第二天早上起来后发现自己嘴歪眼斜了，刷牙漏水，一皱眉头右侧额头上的抬头纹就不见了，耸鼻子也没劲，感觉跟肿了一样，眼睛也不能完全闭合，以为是晚上受凉中风了，就吃了点感冒药，但是病情不但没有好转，反而严重了。这种情况除了及时到医院治疗外，也可同时在家用艾条灸进行配合治疗。小邓选择了自行艾灸治疗。连续艾灸几次后，小邓的症状就得到了明显的好转，小邓接着治疗了一段时间后，面瘫就基本痊愈了。

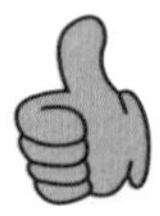

“小妙招”——巧用翳风治面瘫

翳风穴在耳垂后方，在耳后乳突和下颌角之间的凹陷处。可顺着耳垂向后摸，就艾条借助灸火的温和热力和艾叶温经通脉的功能，不断地透达到深部的病所，起到温补气血、活血逐痹的治疗作用。用一根艾条点燃其中一端；一手拇、食、中三指拿住艾条，同时小指放在皮肤上作为支撑；对着镜子找到穴位，将艾条悬于穴位之上，距离皮肤 2 ~ 3cm 处进行艾灸。以穴位

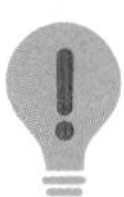

“小提示”——早发现早治疗很重要

● 进行艾灸后，面部毛孔会张开，此时应注意避风，可戴口罩、眼罩保护，另外，还要注意尽量不要用凉水洗脸。

● 艾灸的同时，再点按上述穴位，按由轻到重，再由重到轻顺时针方向点按 3 ～ 5 分钟，每天 2 ～ 3 次。

● 在治疗期间也可用热毛巾热敷、理疗及按摩；如果出现眼睛不能完全闭合，每天可滴几次眼药水，防止灰尘进入，发生感染。

● 面瘫要早发现、早治疗，效果才会显著。

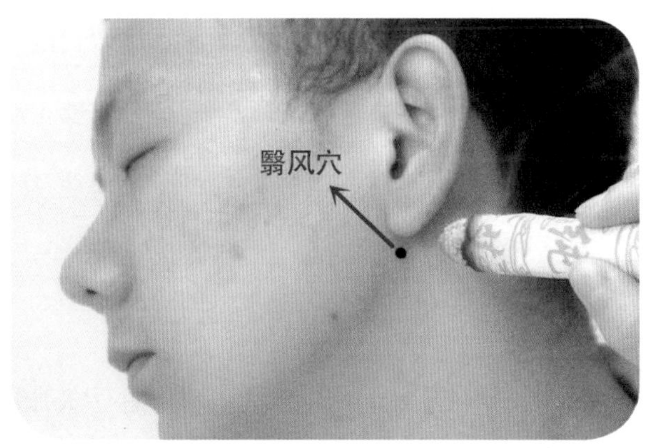

局部温热、出现红晕，又不致灼伤皮肤为度。每穴灸 10 ～ 15 分钟，每天 1 ～ 2 次，一般灸 1 周左右。

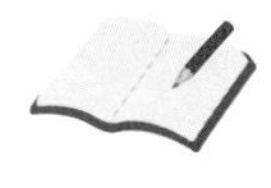

“小案例”——被失眠困扰的闫老师

平时总能听到身边的人谁谁又失眠了，而事实上，80% 以上的人都曾有过失眠的现象，如果没有良好的睡眠，人们的正常工作和生活都会受到严重影响。随着社会的发展，生活和工作节奏不断加快，社会竞争不断加强，人们的压力也越来越大，失眠的发病率也越来越高。闫女士是一名初中班主任，由于工作压力大，经常失眠，有时会成宿成宿地睡不着。闫老师说，工作一天本来就很累，本想晚上好好睡一觉，但是躺在床上自己感觉很困就是睡不着，这不仅影响了她的工作，而且对她的身心也是一种巨大的折磨。同事建议她试试艾灸治疗，于是她就抱着试一试的态度到中医门诊就诊，医生就在她脚心的一个穴位进行艾灸，闫女士就睡着了，经过一段时间的治疗，闫女士的睡眠得到了很大的改善，摆脱了失眠的困扰。

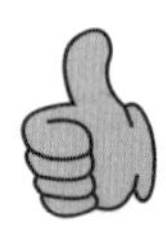

“小妙招”——用脚部最低的穴位治疗失眠

案例中，医生为闫女士艾灸了脚部最低的穴位——涌泉穴。找涌泉穴时，让患者俯卧或仰卧位，在脚心，也就是足底前三分之一的凹陷处便是此穴。涌泉穴可宁心安神，有引火归原之妙，因此，涌泉穴能起到很好的安神作用。如果你也有失眠的困

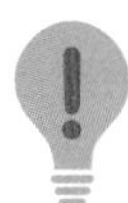

“小提示”——好的生活规律很重要

● 艾灸时不要空腹，要适当吃些食物，防止晕灸。

● 电子产品（如手机、平板电脑等）尽量放在卧室外。

● 睡前 6 小时内不能喝咖啡、酒、茶，不要与香烟等刺激品接触，且晚餐不要吃得过饱；睡前可以喝杯牛奶，听一些舒缓的音乐。

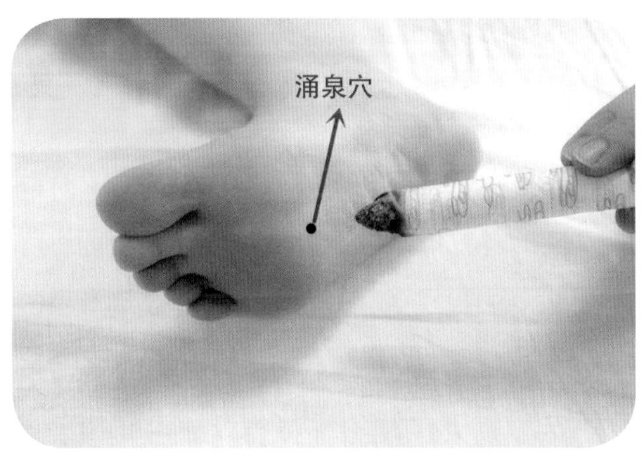

扰，可在每晚临睡前灸一灸脚心的涌泉穴，以自我感觉温热舒适不烫为度，灸 15 ~ 20 分钟，每天灸 1 次，一般灸 1 周左右。艾灸治疗失眠是一个循序渐进的过程，相信经过一段时间的艾灸后，不但能使失眠的症状改善，生活质量也能有很大的提高。

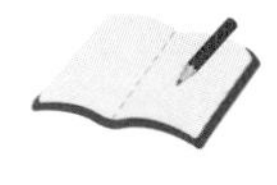

“小案例”——总是打盹的“特困生”张雨

人们常说：“春困、秋乏、夏打盹、睡不醒的冬三月”，其实说的就是嗜睡这一症状。有人可能觉得这并不是什么起眼的病，可时间一长，就会对身体造成很大的伤害，时间久了人也会垮掉的。张雨从小学到现在上高一，不管是上课还是平时看电视，还有坐车的时候，不到五分钟就睡着了。并不是因为疲惫，即使他晚上睡 10 个小时以上，白天仍会打瞌睡，而且明显感觉自己记忆力和思维能力有所下降，同学们就给他起外号：“特困生”，这不仅严重影响他的学习和生活，也伤害了他的自尊心。家人也带他去看过医生，医生就说他是嗜睡，开了一些药，吃了药后情况是好了一点，停药后依旧没有起色，有人建议他去做艾灸，他的家人就抱着试试看的态度带他去中医门诊进行了治疗。医生用艾条灸他小腿上的一个穴位——丰隆穴，经过一段时间治疗，张雨终于摆脱了折磨着他这么多年的困扰，逐渐从“特困生”变成一名品学兼优的好学生。

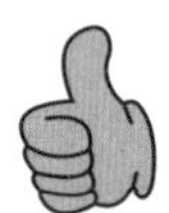

“小妙招”——能治打盹的丰隆穴

丰隆穴在小腿前外侧，外踝尖上 8 寸，条口外一横指，距离胫骨前缘二横指。它是足阳明经的络穴，胃经和脾经的水湿浊气汇聚于此，此穴不仅可以疏通两经的气血，还有燥湿健脾、豁痰开窍之功效，能使疲乏和困倦通通消去。艾灸时，将艾条

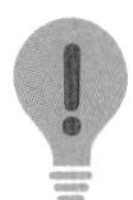

“小提示”——规律起居，注意饮食

● 每天花 1 ~ 3 分钟的时间，对这个穴位进行按摩也可以起到解除疲惫困乏的作用。

● 如果你是痰湿体质，仅仅赶走“瞌睡虫”是远远不够的，还需把体内的致病因素通通清除，才能心情舒畅、身体轻松。

● 多吃一些新鲜的水果蔬菜，少吃寒凉、油腻、黏滞的食品，更不可过多的饮酒。

● 调整生活节拍，起居规律，晚上尽量减少活动以保证有充足的睡眠。适当地加强体育锻炼，提高自身的身体素质。

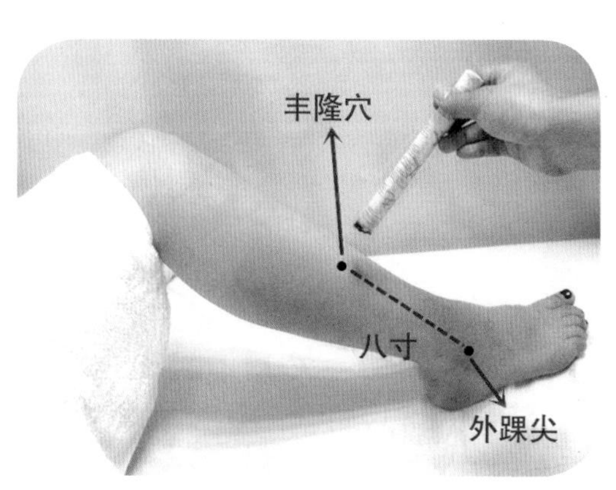

点燃后悬于穴位上，在距离皮肤 2 ~ 3cm 处进行艾灸，以患者自我感觉温热舒适不烫为度，每次艾灸 40 ~ 50 分钟，每天 1 次，10 次为一个疗程。

9 自汗

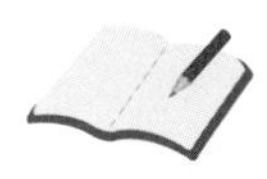

“小案例”——爱出汗的小张

很多人不管天冷天热都特别爱出汗，很是痛苦，严重一点的人，就选择切除汗腺，小张在煤矿工作一年半，总是控制不住地出汗，而且越来越严重，稍一动就一身汗，也不知道是什么原因，开始怀疑是肾阴虚，服用六味地黄丸胶囊，没有效果反而出现盗汗，常常觉得胸口就像压了块大石头一样，呼吸也不顺畅，有上不来气的感觉。有朋友建议他去做艾灸，他抱着试试看的态度到中医门诊就诊，医生用艾条灸他足底部的穴位，不一会，小张就感觉出汗的症状没那么严重了，几个疗程下来，自汗的症状不见了。小张经过艾灸疗法，轻松摆脱了自汗给他带来的困扰。

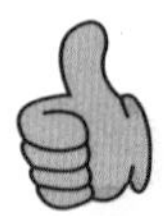

“小妙招”——巧用涌泉来止汗

涌泉穴是足底保健重点穴位，艾灸涌泉穴可起到固表敛汗、调和营卫、阴阳重新达到平衡的作用。故艾灸时，将点燃端悬于涌泉穴之上，艾条点燃端与穴位局部皮肤的距离以 3 ~ 5cm 为佳，以局部温热但不致烫伤为度，每次灸 15 分钟，每天灸 1 次。

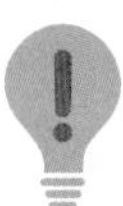

“小提示”——预防调护很关键

● 患者的被褥、铺板、睡衣等，应经常拆洗或晾晒，以保持干燥，应经常洗澡，以减少汗液对皮肤的刺激。

● 如果是发烧的患者不应该用发散出汗的方法。

● 注意饮食调理，古人说“药补不如食补”。自汗患者可以多吃鸡、鸭、鱼、蛋、山药、扁豆、羊肉、桂圆、狗肉等；少吃生冷的瓜菜及凉拌的菜肴。

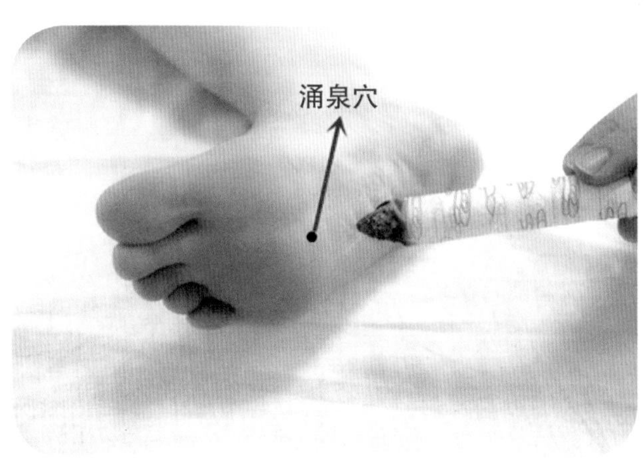

10 盗汗

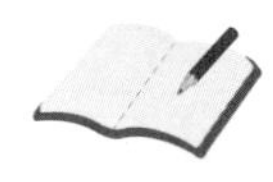

“小案例”——晚上睡觉出汗的张女士

冬春季节变换是“盗汗”的高发期，由于工作、家庭压力大，过度的消耗体力和精力，可能导致神经紊乱，日常生活中不注意补“气”，就很容易出现盗汗。一般的盗汗对身体的损害不大，但严重盗汗的患者，时间久了会使病情恶化，威胁着患者的健康与生命安全。黄女士 49 岁，但已停经一年多，最近，潮热、出汗很厉害，每天 4 ～ 5 次潮热、出汗，尤其是胸部、脖子、额头出汗，到了晚上睡觉的时候会更严重些。一晚上 3 ～ 4 次，大汗淋漓。小便感觉热，大便正常，而且肛门经常感觉有热感。经朋友建议，去中医门诊进行艾灸治疗，治疗的当天晚上就见效了，为了巩固疗效，医生嘱咐她回家自己进行艾灸，随访 7 个月未复发。

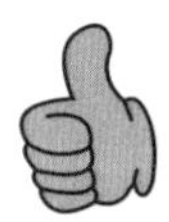

“小妙招”——巧用阴郄止盗汗

阴郄穴在前臂掌侧，尺侧腕屈肌腱的桡侧缘，腕横纹上 0.5 寸，左右各一个穴位，具有益气补血敛汗的作用。具体操作方法：将艾条点燃，悬于穴位之上 2 ～ 3cm 进行艾灸，以患者能耐受的最大热度为宜，以免灼伤皮肤，灸 40 分钟左右，可连续灸几天，即可有显著的疗效。

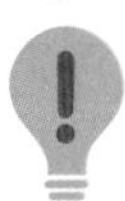

“小提示”——调护预防很重要

● 体质较弱的人，入春以后，多吃些滋补的食物，如：大枣、黑豆、核桃、黑芝麻、桂圆等；多吃新鲜水果蔬菜，少食辛辣食品；保持心情舒畅，生活规律。

● 如果条件允许，可以适当调节一下居住环境的温度与湿度。

● 盗汗严重且长期卧床的患者，家属应特别注意加强护理，避免发生褥疮。

● 小儿盗汗后，要及时用干毛巾擦干皮肤，换衣服，避免受凉感冒。及时补充水分和盐分。被褥常晾晒，消毒杀菌。

● 更年期女性还常容易因潮热而不自觉地突然出现强烈的发热感，这种症状有自行恢复的特点，少则半年，多则 4 ~ 5 年就可自行消失。但是严重影响生活的盗汗，需要进行相应调理。

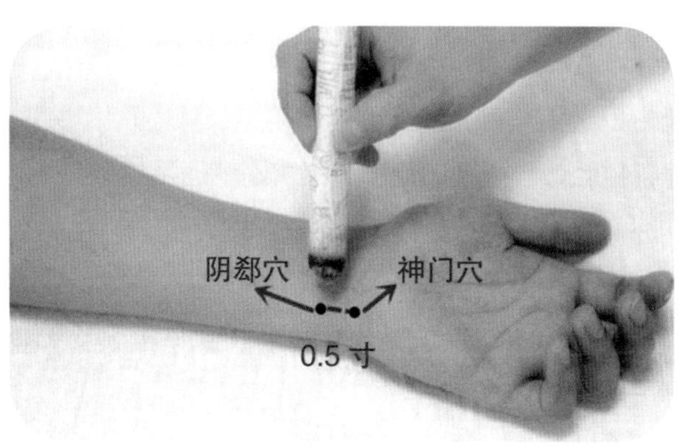

11 高血压

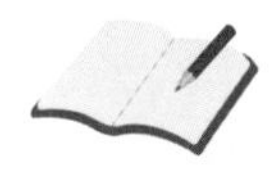

“小案例”——血压高的“工作狂”张姐

高血压可以说是一个特别常见的病证，而且高血压也越来越趋于年轻化。张姐是一个工作狂，一次她到外地出差，火车晚点 3 个多小时，等到达目的地已经晚间 11 点多，晚上失眠，几乎彻夜未眠，第二天又开一天会，晚上又连夜坐火车回家，由于路途太过劳累，回到家就感觉天旋地转，胸口就好像堵了一块大石头一样，一量血压 220/130mmHg，随即出现呕吐、心跳快、心慌等症状，于是到医院就诊，由于张姐不想住院打针，医生就采取了艾灸治疗，没多一会儿，张姐就觉得迷糊、胸闷的症状好了很多，血压逐渐趋于平稳了。张姐又连续灸了几日，症状就基本消失了。

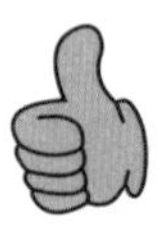

“小妙招”——妙用足三里降血压

足三里穴是全身强壮穴之一，用手从膝盖正中往下摸取胫骨粗隆，在胫骨粗隆外下缘直下 1 寸处便是此穴，艾灸足三里，能够促进气血运行，起到温中散寒、化瘀消肿的作用，并能健脾补胃、增强正气、调节脾胃功能、降低血压。艾灸时以患者自己感觉温热而无烧灼感为度。每次灸 15 ~ 20 分钟，每天灸 2 次，7 ~ 10 天为一个疗程。

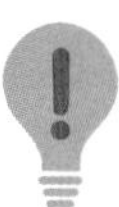

“小提示”——劳逸结合，健康饮食

● 颜面部、孕妇的腹部及腰骶部不宜进行艾灸。

● 艾灸后局部皮肤出现微红灼热，此属正常现象。

● 平时要适度体育锻炼，还要注意饮食调理，控制能量和食盐量，降低脂肪和胆固醇的摄入水平，控制体重，采用低脂肪、低钠、高维生素和适量补充蛋白质的饮食。

● 保证充足的睡眠，注意劳逸结合，保持心情愉悦。

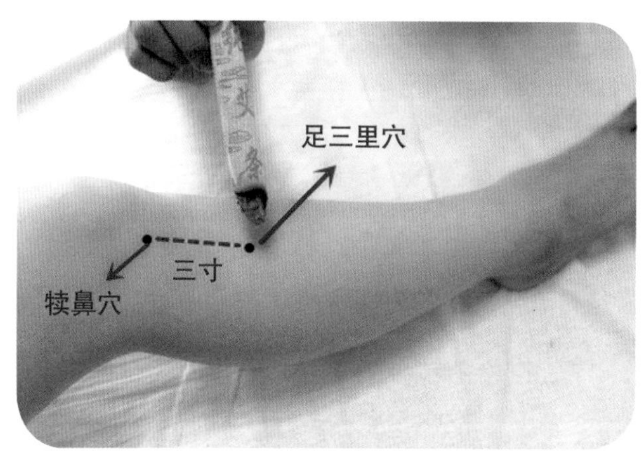

12 高脂血症

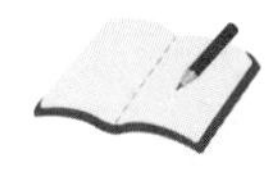

“小案例”——血脂高的外企经理王先生

现在人们的生活条件越来越好，大鱼大肉也不必非要等到过年的时候才能吃到，如果不注意个人的饮食习惯，再加上多坐少动的工作方式，以及社会应酬活动的增多，就导致营养过剩的现象日趋严重。王先生是外企销售部经理，经常因为工作与客户应酬，最近他做健康体检的时候发现自己血脂偏高了，他自己很重视，也寻求了很多的治疗方法，购买了很多的药物，花了不少钱，但是效果却不是很好。血脂高会减慢血液流动的速度，造成动脉硬化，出现肢体麻木、迷糊、头晕、浑身乏力，胸口像堵了块大石头一样的感觉，所以说血脂高无疑是人体健康的杀手。为了安全健康有效地降低自己的血脂，王经理选择了去医院进行艾灸治疗，医生为他选取了两个穴位进行艾灸，灸过一次就感觉身体轻松了很多，连续治疗了 10 天，他感觉自己浑身更是轻松，再查血脂的时候，已经接近正常了。

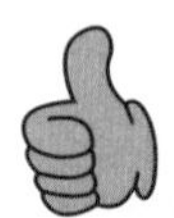

“小妙招”——妙用丰隆穴、足三里穴降血脂

足三里穴，用手从膝盖正中往下摸取胫骨粗隆，在胫骨粗隆外下缘直下 1 寸处便是此穴；丰隆穴在外踝尖上 8 寸，条口穴外 1 寸，胫骨前嵴外 2 横指处。足三里具有补脾益胃、升发脾阳、消滞助运的功能。丰隆穴具有化痰降浊、运脾通腑、宣通脾胃二经之气的作用。艾灸时，每次每穴至少在 5 分钟以上，也可长

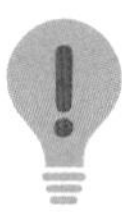

“小提示”——清淡饮食是关键

● 高脂血症老年患者应注意生活方式要有规律。适当进行体育锻炼，保持良好的心态，尽量避免精神紧张、情绪过于激动、经常熬夜、过度劳累、焦虑或抑郁等不良心理和精神因素，避免其对脂肪代谢产生不良的影响。

● 为了预防高脂血症，应尽量不吃或少吃动物内脏，蛋类每天不超过 1 个，或 2 ~ 3 天吃 1 个鸡蛋，提倡吃含有花生的植物油。宜多食奶类、鱼类、豆类、瘦肉、海产品、蔬菜、水果等。

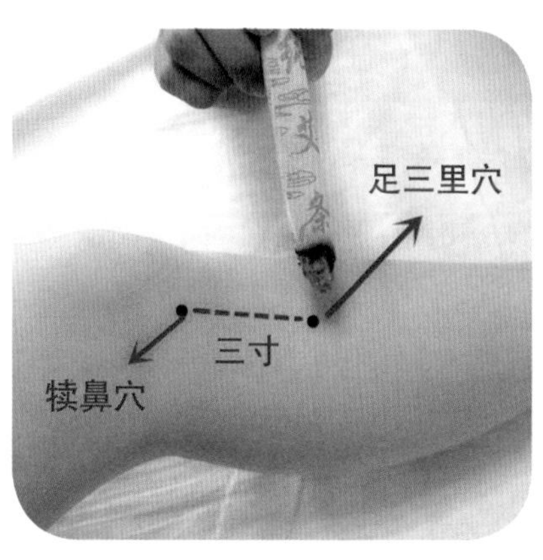

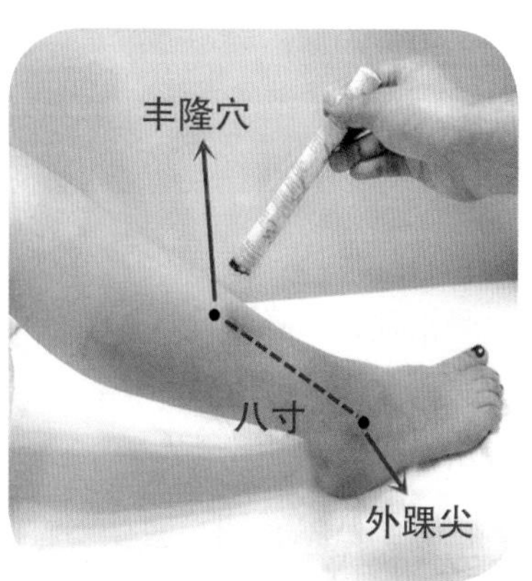

达 15 分钟，每日或隔日 1 次灸为佳，1 ~ 3 个月为一个疗程，并且以患者穴位处皮肤感到热而不烫，能够耐受且较舒服为度。

13 胃痛

“小案例”——胃痛的妹妹

胃痛是现在上班族很容易出现的疾病之一，由于不规律和不节制的饮食习惯，导致胃痛的情况出现，前几天，亲戚家的妹妹，由于吃了点凉水果，胃痛得厉害，蜷缩在床上，用手捂着肚子，脸色苍白，吃止痛片也不见缓解，半个小时后，她实在难以忍受，家人要带她去医院，但当时她动动就疼得厉害，我找到她双腿上的足三里穴，先进行局部按摩，然后进行艾灸，不一会，妹妹的肚子“咕噜”“咕噜”响了几声，疼痛就缓解了。

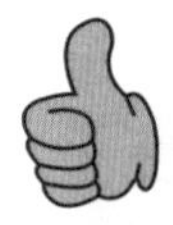

“小妙招”——关键时刻选用足三里治胃痛

足三里穴是全身强壮穴之一，用手从膝盖正中往下摸取胫骨粗隆，在胫骨粗隆外下缘直下 1 寸处便是此穴，中医有句口诀叫作:“肚腹三里留，腰背委中求”。这里的“三里”就是指足三里穴，这个穴位对胃痉挛所引起的胃痛有很好的效果。找准穴位后，将艾条点燃，悬于穴位上 3cm 左右进行艾灸，使局部有温热感，并以患者能耐受的最高温度为宜，艾灸过程中也可以将艾条在穴位附近做小幅度的回旋动作，以缓解局部皮肤温度过高引起的不适，每次灸 3 ~ 5 分钟，每天灸 1 次，一般灸 10 天左右。

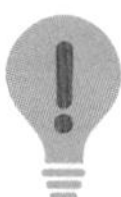

“小妙招”——健康饮食很重要

● 由于着凉或贪食凉的食物引起胃痛的患者，要多喝热粥，饮食清淡，少吃大油大荤，少食多餐，并且特别注意别再着凉，多休息。

● 胃痛患者要调理好平时的饮食，禁忌辛辣、生冷和不规律的饮食习惯。保持精神乐观，有一个好心情，戒烟酒。

● 因艾灸时间过长、局部出现小水疱，要注意不要挑破，可使其自然吸收；如果水疱过大，可用消毒毫针刺破水疱，放出液体，涂点紫药水，并用医用纱布包扎一下即可。

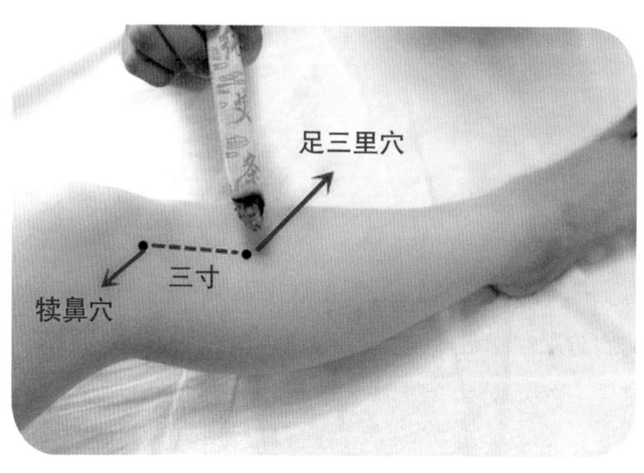

14 腹胀

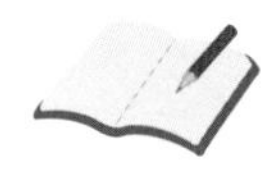

“小案例”——腹胀疼痛的小王

频繁地放屁、打嗝或者觉得腹胀、疼痛，是许多生活步调快、压力大的人几乎每天都会发生的毛病。比如当你滔滔不绝地说话、嚼口香糖、用吸管喝饮料，或者狼吞虎咽地进食时，不少空气也随着下肚。有一位女性患者小王，胃部胀满难以排气，疼痛剧烈。她抱着试试看的想法来做艾灸，来之前也吃过药，可惜没有起到作用。初步诊断了一下，她喜欢吃冷食，舌苔也厚腻，属于典型的脾胃虚弱型，会有胃寒现象出现。所以就对几个重要的穴位进行艾灸，灸的过程中，她明显感觉到有气在肚子里游走，不一会就接二连三地排气。灸完后肚子明显扁了下去，胃部也没有以前那样疼了。

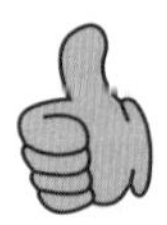

“小妙招”——巧用神阙穴治腹胀

肚脐即神阙穴，为任脉穴，内联十二经脉、五脏六腑，艾灸神阙可扶正固本、疏通脏腑经脉，下气降逆使脾胃健运，由于神阙穴表层最薄，所以艾灸神阙穴可达到防治腹胀的作用。艾灸时，可将炒莱菔子研末，用姜汁调后捏成大小适宜的薄饼，悬于穴位上 2 ～ 3cm 处，将艾条点燃对准穴位灸 20 ～ 30 分钟，使其有温热感而无灼痛为宜，每 6 ～ 12 小时灸 1 次；对手术后自觉腹胀、没有排气的患者有显著的疗效。

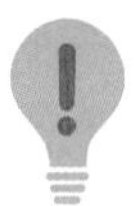

“小提示”——好习惯让你远离腹胀

● 不要吃不易消化的食物，因为如果在肠胃里滞留的时间较长，可能产生较多气体引发腹胀。

● 适当进行体育锻炼。每天坚持 1 小时左右的适量运动，不仅有助于克服不良情绪，还可帮助消化系统维持正常的功能。

● 丰富的小气泡碳酸饮料有较好的口感，但这也是让你腹胀的罪魁祸首。如果实在无法远离碳酸饮料，一定要在打开后静置一会儿，以减少饮料里的气体。

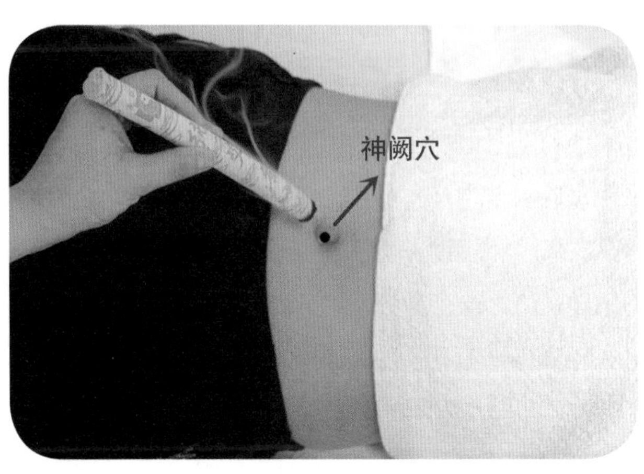

15 呕吐

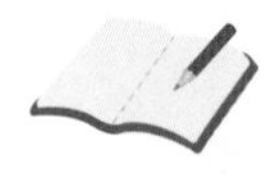

“小案例”——上吐下泻的小张

现在的人工作压力大，很多人都是坐在电脑前伏案工作，一坐就是一天，严重危害了我们的颈椎。头晕、呕吐也是颈椎病常见的临床表现；另外，吃错东西、晕车、胃肠感冒、怀孕妇女都会有呕吐的症状。前天下午上课的时候，坐在前排的小张脸色很难看，一直趴在桌子上听课，周围同学说她从夜里一两点开始上吐下泻，上午到医务室打点滴、吃药，到现在还是想吐。第二节课的时候，小张还出教室要吐。小张问，有没有什么办法能治疗一下，于是下课后我就让她躺在课桌上，为她艾灸。我找到她的中脘穴，轻压会有疼痛感，在此处艾灸 15 分钟，不一会儿，肚子就“咕噜”“咕噜”地响，同时按揉足三里穴，便没有要呕吐的感觉了。

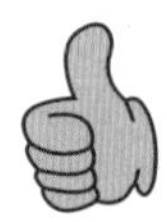

“小妙招”——急用中脘穴、足三里穴治呕吐

肚脐与胸骨剑突的连线中点处便是中脘穴，它是胃的募穴，主治胃痛、呕吐、吞酸、腹胀等消化系统疾病，是治疗脾胃疾病多选的重要穴位之一；足三里穴，用手从膝盖正中往下摸取胫骨粗隆，在胫骨粗隆外下缘直下 1 寸处便是此穴，它作为足阳明胃经的下合穴，也是治疗胃病的重要腧穴之一。两穴合用，使脾气得升，胃气得降。对于这种急症呕吐的患者，可以采用艾灸中脘穴与足三里穴相互配合来治疗，效果很好。

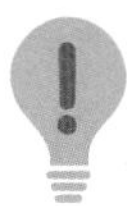

“小提示”——注意饮食调护是关键

● 呕吐的患者要多吃粥、汤等易于消化的食物；不要吃生冷、难以消化、油煎、辛辣的食物。

● 小儿呕吐后，让其小口地喝点东西有助于下咽，不要一下喝太多，因为小儿呕吐后马上喝太多，只会又吐出来。

● 妇女怀孕 40 天左右，会出现厌食头晕、恶心呕吐、身体疲倦等症状，称为妊娠呕吐。轻者仅为恶心呕吐，此为一般生理反应，只需从饮食调整即可。若此病出现停食时间过长，并且久吐不止，应及时治疗，否则会影响胎儿发育。

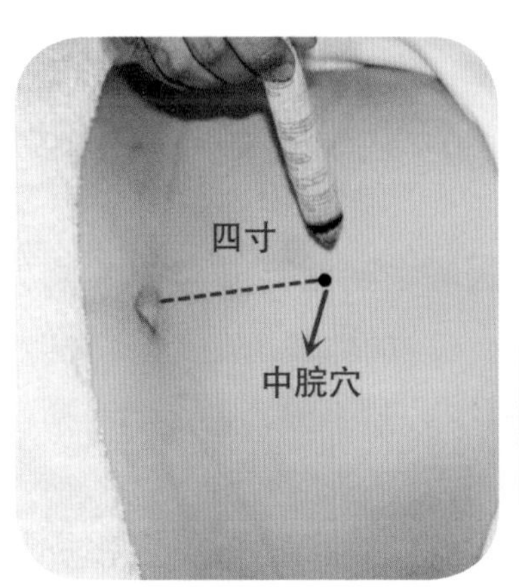

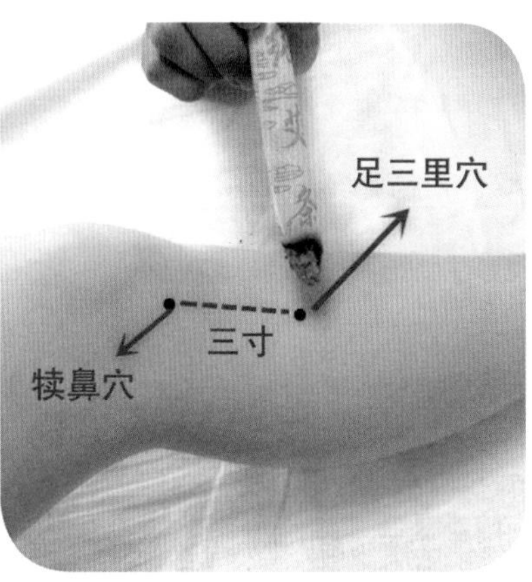

16 膈肌痉挛

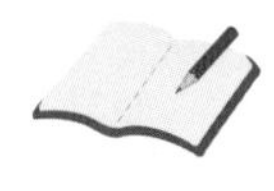

“小案例”——经常打嗝的邻居李大爷

膈肌痉挛相当于中医的呃逆，俗称“打嗝”。邻居家李大爷得脑血栓出院后反复出现膈肌痉挛的情况，打嗝打得晚上不能很好地休息，打很大响声的嗝，不能平躺，导致他的身体素质变得更差了，吃了很多控制打嗝的药物也还是不好，最后经人介绍去中医门诊进行艾灸治疗。艾灸几天之后，李大爷自觉打嗝的症状有了明显的好转，又进行了几次巩固治疗，李大爷的打嗝完全治好了，这让李大爷全家都很高兴。另外，健康人也可以发生一过性呃逆，这多与饮食有关，如果吃饭吃得太快、太饱，吃很热或凉的食物、饮料等，或者外界温度变化和过度吸烟都可以导致打嗝。

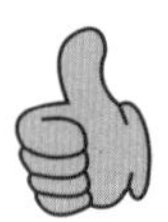

“小妙招”——巧用膈俞穴治打嗝

生姜辛、温，有降逆、行气化瘀的功能。膈俞穴位于第 7 胸椎棘突下，旁开 1.5 寸，主治胃脘痛、呕吐、呃逆，艾灸刺激膈俞可缓解膈肌的痉挛，达到治打嗝的功效；在艾灸前先用拇指在两侧膈俞穴来回按摩 5 ~ 10 分钟，然后将艾条悬于穴位上 2 ~ 3cm 处，进行艾灸，使穴位处皮肤出现红晕为度，每天灸 1 次。

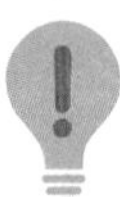

“小提示”——注意饮食、调畅情志

● 艾灸法治疗此病的效果的确很好，但也要对患者进行心理疏导，消除思想顾虑和焦虑的心理，使其能够主动配合治疗。

● 打嗝时，让患者连续吞咽温开水或碳酸饮料，也可缓解。

● 保持心情舒畅，尽量避免焦虑烦恼，以防止呃逆的发作；不要吃生冷、煎炸等难消化的食物；保持大便通畅。

● 用拇指或中指指腹按揉天突穴，每次约 30 秒钟，然后放松，间隔 30 秒后再按揉，指力逐渐增大，可反复 10 余次，直至膈肌痉挛消失。

● 对于一过性打嗝，可用手指按压眼球和攒竹穴。

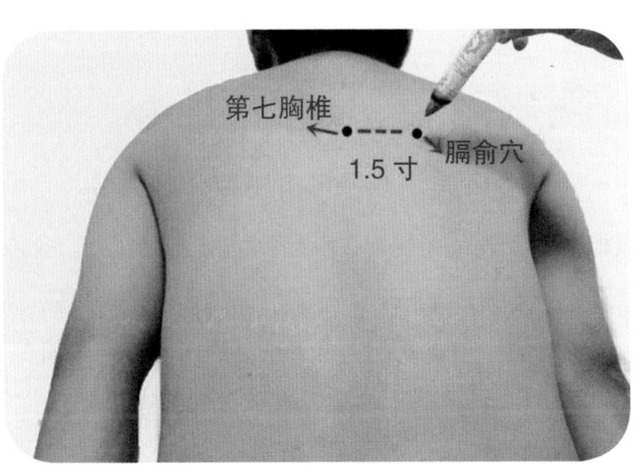

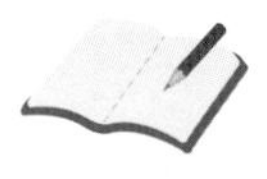

“小案例”——经常便秘的林同学

便秘在日常生活中经常遇到，而且是让人比较痛苦的事，生活习惯、饮食习惯和精神状态都可影响排便的习惯。便秘虽然看似一个小毛病，但给人体造成的危害是不可忽视的。长期便秘往往会给生活带来不少的烦恼，引发人体诸多系统的疾病。林同学近两个月经常便秘，每次上厕所蹲十几分钟，都没能排便，脸上黄褐斑越来越严重，这期间，林同学也自行服用过泻药，症状只是暂时缓解，过几天又开始便秘。于是林同学就到中医门诊就诊，想吃点中药调理调理，最终医生建议她进行艾灸治疗，经过一次治疗，当天晚上林同学就正常排便了，后又经过一个疗程的艾灸，林同学终于摆脱了便秘的困扰，整个人精神焕发，脸上的黄褐斑也消退了许多。

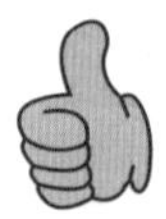

“小妙招”——巧用天枢穴治便秘

天枢穴位于人体中腹部，肚脐向左右三指宽处，灸双侧天枢可恢复脾胃气机的运行，调畅腑气。艾灸时，患者应仰卧位，将艾条对准穴位，悬于其上 2 ~ 3cm 处进行艾灸，一般灸 10 分钟左右，至皮肤稍有红晕，局部温热而无灼痛感为度。

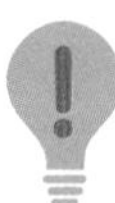

“小提示”——调节饮食，加强运动

● 晨起空腹饮一杯淡盐水或蜂蜜水，配合腹部按摩或转腰，加强通便作用。白天也要多饮凉开水，有助于润肠通便。

● 每天的饮食不要过于精细，要适当搭配粗粮。

● 保持心情舒畅，生活要有规律，纠正不规律排便的坏习惯，养成定时排便的习惯。

● 要适当进行体力活动，加强体育锻炼，有助于促进排便。

● 长期便秘的人会有精神心理上的因素，所以应当身心同治。

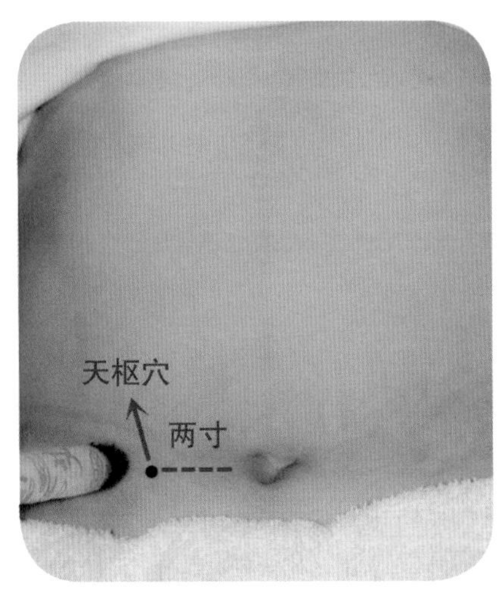

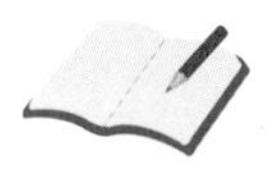

“小案例”——腹泻日久难愈的张阿姨

腹泻在一年四季均可发生，但以夏季和秋季最为多见，特别是夏秋交替的时候温差大，很多人喜欢喝冷饮，或者没有做好保暖而着凉，所以导致腹泻的患者明显增多。张阿姨素来身体虚弱，容易感冒，前几天洗完澡后便开始发热、咳嗽、恶心、拉肚子，到医院就诊为胃肠感冒，喝藿香正气水、打点滴一周，发热、咳嗽的症状减轻，但仍然流黄涕、拉肚子，又吃了几天的中药，拉肚子的症状仍没有改善。于是到中医门诊进行艾灸治疗，医生用艾条对张阿姨的腹部进行了艾灸，第二日大便稍成形，大便的次数也有所减少；灸至第四日，大便基本恢复正常，为了巩固疗效又多灸了几次，效果很好，尚未复发。

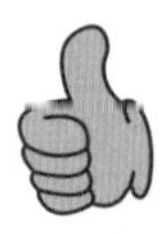

“小妙招”——巧用神阙穴、天枢穴治腹泻

神阙穴位于腹部脐中，属任脉，为先天之本，生命之源，元气之所在，为中、下焦之枢纽，临近胃及小肠，固有健脾和胃、培元固本、止泻的功能；天枢穴位于人体中腹部，肚脐向左右三指宽处，天枢穴紧临脾胃，是脏腑经气聚集输注之处，通过艾灸可激发和调整脾胃的功能，具有补虚利湿的作用，对多种不同类型的急性腹泻有很好的疗效。艾灸时，将艾条点燃，在悬于穴位上 2 ～ 3cm 处进行艾灸，火力要壮而促，以助湿邪

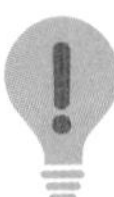

“小提示”——注意饮食调节和饮食卫生

● 忌食生冷、辛辣、油腻，以及能够促进胃肠蠕动的食物。

● 对于胃肠感冒以腹泻为主者，可口服藿香正气水，化湿温中止泻，这样内服加外用能增强疗效。

● 呕吐、腹泻的患者，应该多卧床休息，多喝开水；急性期患者失水较多，需注意补充液体。

● 饮食上还需注意忌吃刺激性强的食物，注意保暖。另外，要少吃粗粮，多吃易消化的食物。

● 减少外界刺激，不要太紧张，生活规律。

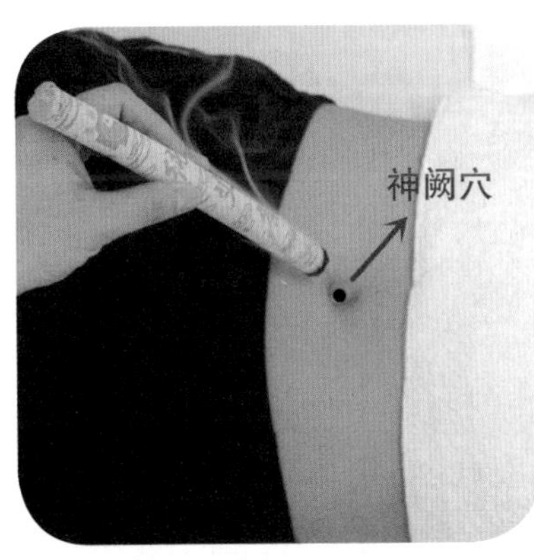

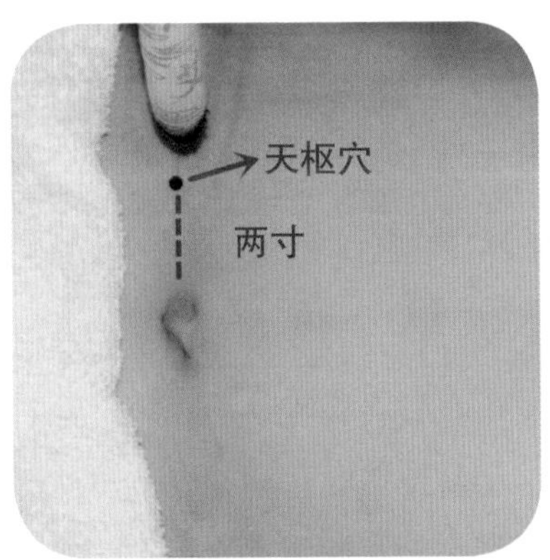

消散，每次灸 5 分钟，若皮肤出现小疱，任其自然吸收，但不要产生大的瘢痕，以患者能接受的最大热度为宜。

19 胃下垂

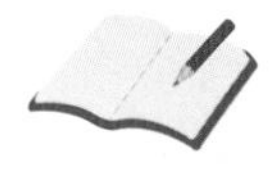

“小案例”——胃下垂的工人小张

我们经常会说，刚吃完饭不要剧烈运动，容易胃下垂，实际上引起胃下垂的原因有很多，比如说长时间咳嗽、身体瘦弱等。小张是一名建筑工地的工人，刚入春时，经常觉得胀肚，饭后加重，会有下坠感，到医院进行钡餐透视检查，诊断为轻度胃下垂，后经医院门诊多方治疗，症状时轻时重，身体素质是一年不如一年，人整天有气无力，晚上睡眠也不好，工作感到力不从心，情绪比较压抑。近 1 个月来，上述症状加重，并出现很明显的腹胀，进行艾灸 1 个疗程后，症状明显减轻，复查钡餐透视，胃小弯切迹上升很多，之后 1 年未再复发。

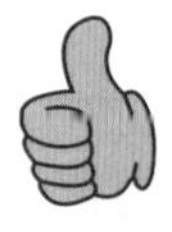

“小妙招”——巧用百会穴、中脘穴治疗胃下垂

百会穴位于头部，头顶正中心，一般可通过两耳尖连线的中点，来简便取穴，具有升清降浊的作用，能提升人体的阳气。中脘位于肚脐与胸骨剑突连线的中点，能够调理脾胃气机，艾灸此穴可使胃下缘升高，胃蠕动增强。用艾条在上述穴位进行艾灸，使患者局部有温热感而无灼痛，一般每个穴位灸 5 ~ 10 分钟，至皮肤稍有红晕为度，每天艾灸 1 次。为了有更好的疗效，也可加灸气海等穴位。

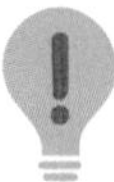

“小提示”——适度劳动运动，注意饮食调理

● 胃下垂患者多为瘦长体型，全身营养较差，在治疗期间，不但要注意饮食，更要适当锻炼身体，每天做仰卧起坐 60 ~ 100 次，逐渐增加次数，对腹肌的训练很有好处。

● 注意平时的生活养护，切勿暴饮暴食，宜少吃多餐。戒烟酒，少吃辛辣刺激的食物，多吃易消化、营养丰富的食物。不要参加重体力劳动和剧烈活动，特别是进食后。饭后散步，有助本病的康复。

● 劳逸结合，保持乐观情绪，树立战胜疾病的信心。

● 运动后不要立即蹲下休息，不要在大汗淋漓时洗冷水澡。

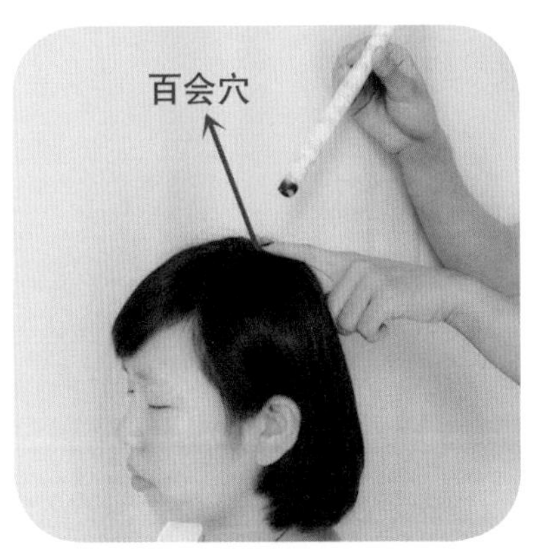

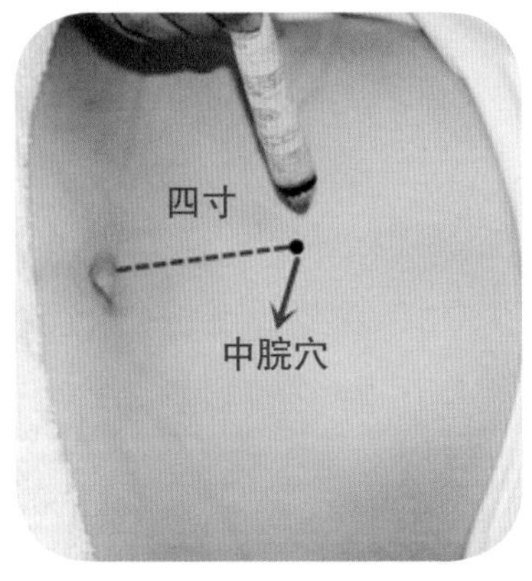

20 肥胖症

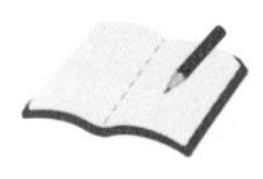

“小案例”——想要瘦身的丹丹

在当今社会肥胖已经被越来越多的人关注，肥胖症也逐渐让人们认为是一种疾病。都说能吃就是福，而当下食物种类繁多，各式各样美食常在引诱你，再加上大吃一顿几乎成为一种普遍的娱乐，这也是造成肥胖的主要原因。俗话说：爱美之心，人皆有之。而如今人们都以瘦为美，很多女性朋友早早就把减肥提上了日程，每个人脂肪的累积不是相同的历程，也不是短时间内能消除的。因此，要想减肥，仅靠个人的决心和毅力是不够的。盲目采用各种道听途说的偏方更是不行的；寄希望于靠着某些神乎其神的单纯药剂或是茶饮快速瘦身减肥更是万万不可取的。丹丹是一名大一学生，身高 156cm，体重 68kg，属于中度肥胖，曾进行过节食、运动、药物等减肥，后来进行了艾灸治疗两个周期后，体重下降 6kg，治疗前的嗜睡及疲劳感消失，皮肤也变得光滑细腻了，整个人也变得越来越有自信了。

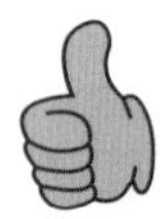

“小妙招”——巧灸中脘穴来瘦身

中脘穴位于肚脐与胸骨剑突的连线的中点处，减肥重在调理脾胃、行气导滞、润肠通便，中脘穴可调节女性内分泌，单纯型和实胖型肥胖均可治疗。艾灸时，将点燃的艾条悬于穴位上 2cm 处进行艾灸，以局部感到温热为度，局部皮肤可有发红的现

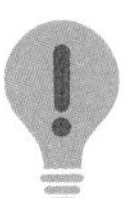

“小提示”——调摄饮食是关键

● 肥胖的人应改变不良的饮食和生活习惯。食物宜清淡，少油腻及煎炸的食物，用餐须细嚼慢咽；限定食量，少吃零食；忌过度睡眠，坚持适度的体力劳动和体育锻炼。

● 肥胖的人应戒酒，因酒精热量高，啤酒虽然含酒精少，但啤酒能把人的胃撑大，导致进食量多，加重肥胖。

● 适度饮食，早餐吃饱，午餐八分饱，晚餐七分饱。

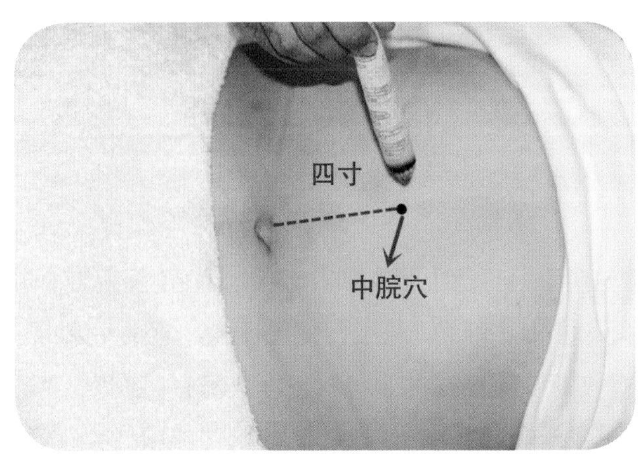

象。每次可灸 10 ～ 15 分钟，每天灸 1 次，10 次为一个疗程，疗程间可休息 2 ～ 3 天。

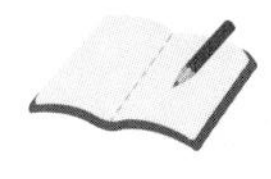

“小案例”——血糖高的周妈妈

同事小周的妈妈自2009年查出患糖尿病以来，血糖处于直线上升状态，最高的时候是14.8mmol/L，降糖药、中药没少吃，也没有什么起色，只有在打了胰岛素以后，血糖才能降下来。平时就常常觉得口干想喝水，到了晚上会起好几次夜。尽管已吃了不少食物仍觉饥饿，身体素质也大不如从前，觉得周身哪都不对劲。当她得知艾灸可以治疗糖尿病的时候，她就询问了在家自我灸疗的方法和注意事项，一直坚持艾灸。上个月体检得知血糖从14.8mmol/L降到7.3mmol/L，全家人都特别开心。

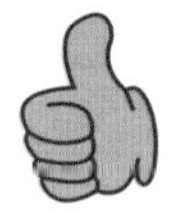

“小妙招”——巧用三阴交降血糖

取三阴交穴时，让患者仰卧或正坐，在小腿内侧，内踝尖上3寸，也就是内踝尖上数四个手指的距离，胫骨后缘凹陷的地方取穴。三阴交是足三阴经的交会穴，能健脾、益气、养阴。艾灸时将艾条一端点燃对准穴位进行艾灸，一般灸20～30分钟，也可以采用隔姜灸，根据穴位区域切大小适宜、3mm左右厚的鲜姜片，用针在姜片上扎一些小孔，放置于穴位上，每天灸1次，以患者能接受的最高热度为宜。

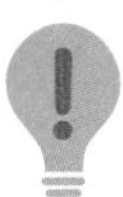

“小提示”——注意调护是关键

● 在饮食方面，主食一般以米、面为主。也可适当吃一些粗粮杂粮，比如燕麦、麦片、玉米面等。另外，还要减少每天热量的摄入，特别是避免大吃大喝、食用太过油腻的食物、吸烟喝酒等。

● 要适当增加体力活动时间和运动量，进行有氧运动，避免肥胖。

● 既要保持积极向上的心态，又要避免过高的不切实际的追求，劳逸结合，心理平衡，避免过度劳累。

● 在饮食、运动治疗不能使血糖达标的情况下，适当选用口服降糖药或胰岛素，同时也要控制好血脂、血压。

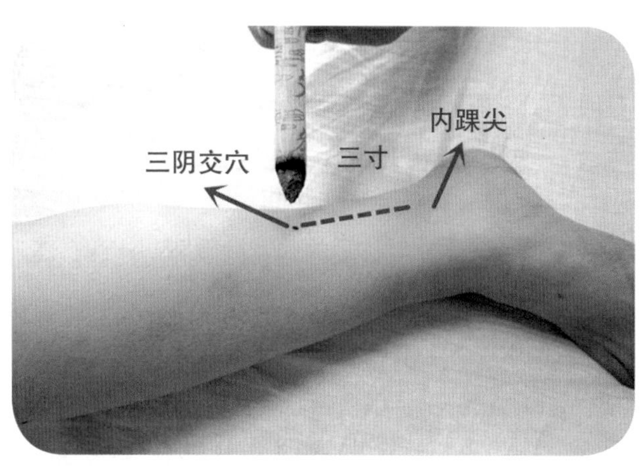

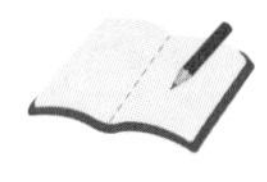

“小案例”——张叔叔的脂肪肝

近年来由于人们生活水平的不断提高，多坐少动的工作方式以及社会应酬活动的增多，营养过剩的现象日趋严重，近年来脂肪肝的发病率也节节高升。小张的叔叔从年轻的时候就特别喜欢喝酒，每天三餐都离不开酒，经常是喝得醉醺醺的，那时可能因为年轻，身上也没觉得不适，可是这两年他右上腹疼痛的情况非常频繁，人看上去很消瘦，脸色蜡黄，一点精神都没有，前几天去医院做了检查，才知道是脂肪肝，医生给他开了几付汤药，并在他身上几处穴位进行艾灸，身上的疼痛和不适症状得到了缓解，所以特别要说的是，脂肪肝早期的患者，若能及时被发现并接受艾灸治疗，就能阻止病情进一步恶化。

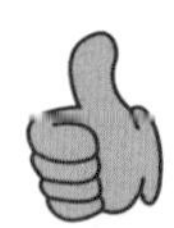

“小妙招”——早用期门穴、章门穴治疗脂肪肝

期门穴，正常坐位或平躺在床上，在乳头直下，第 6 肋间隙的地方取穴，具有疏肝活血化瘀的作用。章门穴，侧身躺在床上，在侧腹部，第 11 肋游离端的地方就是章门穴，有健脾胃的功效，两穴合用，有助于肝气的疏泄、脾气的通达健运。艾灸时，将艾条点燃，悬于穴位上 2 ~ 3cm 进行艾灸，至局部皮肤有温热感，并且温热感传至肝脏为度，每日 1 次，一般灸 1 周左右，也可以配合艾灸足三里、神阙穴和关元穴，各灸 30 分钟。

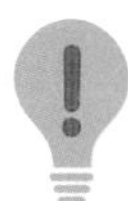

“小提示”——情志舒畅，合理饮食，改掉坏习惯很重要

● 提倡高蛋白、高维生素、低糖、低脂饮食，少吃动物性脂肪和甜食。

● 适当的体育锻炼，促进体内脂肪的消耗。

● 任何药物进入人体后都需要肝脏来解毒，在选用药物时要谨慎，特别是对肝脏有损害的药物尽量不用，以免损害肝脏。

● 在肝功能完全正常后仍须艾灸一段时间，以巩固疗效。

● 肝硬化患者情绪易于波动，因发脾气或郁闷而致病情反复的现象很常见，此时家人应该体谅、包容这些患者，让他们处于融洽的生活氛围中，这样对病情的好转有一定的好处。

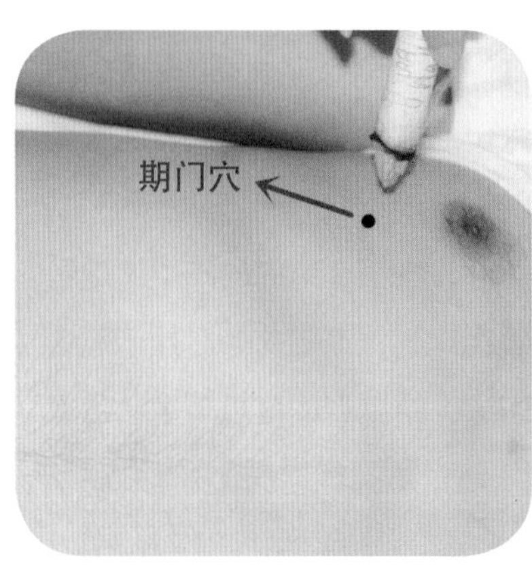

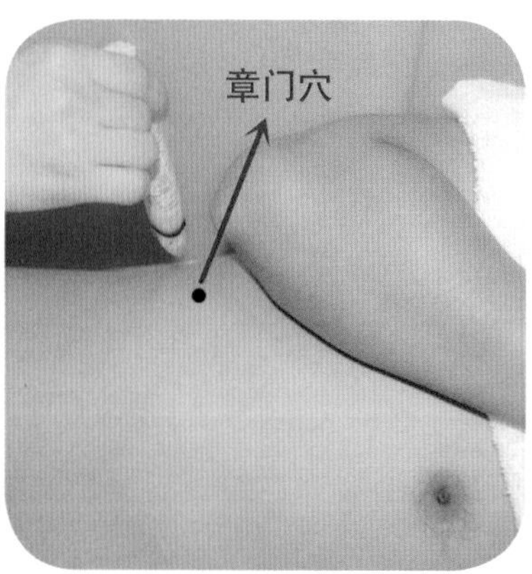

23 胆囊炎

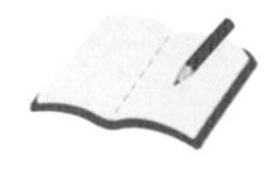

"小案例"——胆囊炎急性发作怎么办?

邻居张婶患有慢性胆囊炎，据她描述，每次发作时疼痛都生不如死，恶心呕吐，经常 3 ~ 4 天吃不进去饭，非常痛苦。有一次张婶胆囊炎发作，打止痛针，口服庆大霉素后，仍疼痛不止，由于夜已深不方便去医院，于是我就试着用艾条灸具有特定治疗作用的胆囊穴，大概 5 分钟就止痛了。此后张婶每遇胆囊炎发作，她就用艾条灸胆囊穴，多在 10 分钟内疼痛缓解，第二天饮食就恢复正常了。

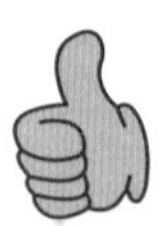

"小妙招"——妙用奇穴止疼痛

胆囊穴属经外奇穴，因为此穴具有诊断和治疗胆囊疾病的作用，因此命名为胆囊穴。这个穴位的取法是：坐着或者侧身躺着，在小腿的外侧上部，找到腓骨小头前下方的凹陷，就是胆经的阳陵泉穴，在阳陵泉穴位直下 2 寸，按压有疼痛的部位就是胆囊穴。艾灸时，让患者侧躺或平躺在床上，点燃艾条后悬于胆囊穴上 2 ~ 3cm，不时旋转及调整距离，使患者能接受为主，每次灸 15 分钟左右。

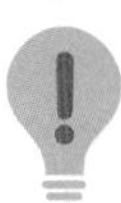

“小提示”——饮食清淡要谨记

● 胆囊炎患者在急性发作期，尽量不要吃油煎、炸类的食物、蛋类、肉汤及饮酒。要做到低蛋白、低脂肪、少量易消化的流食或半流食，随着病证的消退可逐渐加入含脂肪及蛋白的食物，如瘦肉、鱼、蛋、奶、水果及蔬菜等。

● 慢性胆囊炎患者，平日进食应以清淡、易消化的食物为主，注意多饮水。可以吃易消化的蛋白质，每天 50g，不要吃动物的脑、肾，以及蛋黄、油炸食物和辛辣刺激的食物。

● 胆囊炎患者并不是不能吃油腻的食物，在不发病时适当食用植物油，不但可以补充人体需要，还有利胆作用，但应避免进食过多的油腻食物。

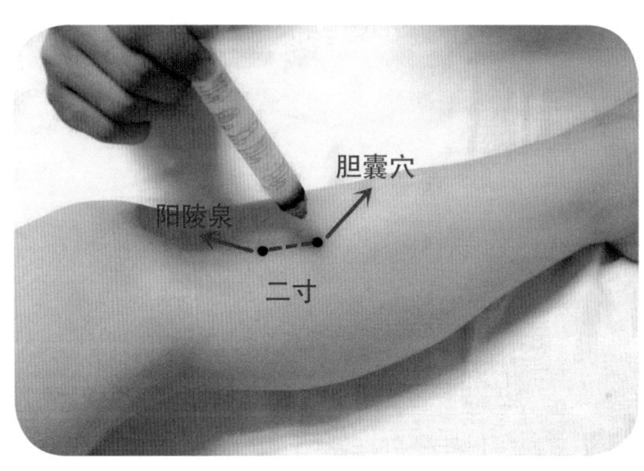

24 阑尾炎

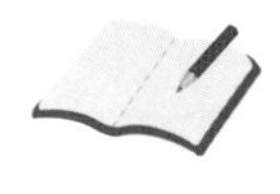

“小案例”——得了阑尾炎的姚阿姨很遭罪

很多人都认为阑尾是人类进化过程中退化的器官，没有重要的生理功能，对人体的作用不大，也没有什么不良的影响，所以有些国家或地区的人，在刚出生不久就会把阑尾切除。但实际上，阑尾对人体免疫功能起很大的作用，既然每个人出生都会长它，说明阑尾在某方面还是对我们人体有一定的作用，有自己的职责。姚阿姨十多年前得的慢性阑尾炎，经常会因为着急上火，情绪过于激动，没睡好或者是着凉而致下腹部疼痛，每次犯病就得打点滴，严重一点的时候，即使打了几天的点滴，还是会有一些隐痛。前几天，姚阿姨出现整个小腹的疼痛，在医院诊断为慢性阑尾炎急性发作，通过两天的抗生素治疗，症状没有减轻反而加重了，后来姚阿姨一家就抱着试试看的心态转到针灸科进行艾灸治疗，经过几天的灸治，姚阿姨的疼痛明显缓解了许多，出院回家后，姚阿姨也继续坚持灸了 2 周，至今未犯病，这让姚阿姨一家都感到高兴。

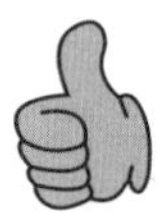

“小妙招”——巧灸阑尾穴治疗阑尾炎

阑尾穴是治疗阑尾炎的经验穴，位于足三里穴下 2 寸，胫骨前嵴上，胫腓两骨之间，找对穴位的时候按压会很疼。将点燃的艾条在阑尾穴周围 3cm 的区域，悬于皮肤上 2 ～ 3cm 处进行

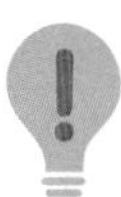

“小提示”——及早治疗是关键

● 阑尾炎发作往往会被误以为是胃病，所以一旦出现剧烈腹痛，就应该立刻到医院查明原因。

● 增强体质，讲究卫生，注意不要受凉和饮食不节。

● 慢性阑尾炎的患者进食宜保持清淡，多食富含纤维的食物，保持大便通畅，一般来说，葱、姜、蒜、辣椒不宜多吃，对于绿豆、豆芽、苦瓜等具有清热解毒利湿作用的食物可以有选择地食用。

● 对于进行阑尾切除术的患者，不要进行剧烈的运动，以免复发。

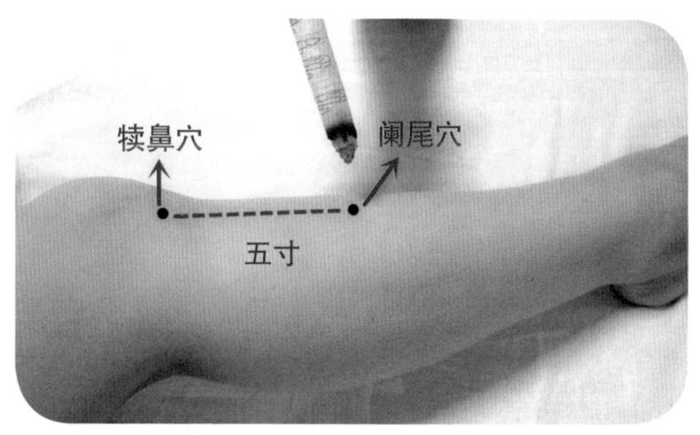

艾灸，灸 20 ~ 30 分钟，以皮肤出现红晕，有高度的热感，且患者自觉有阵阵的热力向肌肉窜入，皮肤不起水疱为度，一般每天灸 1 ~ 2 次。

25 腱鞘囊肿

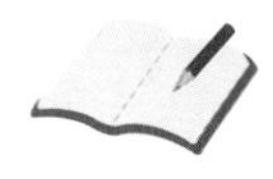

“小案例”——得了腱鞘囊肿的张先生

腱鞘囊肿是一种常见的手外科疾病，很多时候是由于经常性的活动手部或者活动手部时用力太大而发病。张先生，35岁，是一名IT工作者，由于常年进行计算机操作，在前不久突然发现右手腕上肿了一块，每次按压之后冰敷能缓解，但是过了一段时间又再次复发。到医院检查之后，发现囊肿大小约2.5cm×3cm，触摸很柔软，可活动。医生建议采取拍破囊肿让其自行吸收的方法治疗。但张先生怕疼，不敢拍打。于是，自己在家进行艾灸，每天大约灸20多分钟，哪痛就灸哪，经过几个月的艾灸囊肿局部就恢复正常了，之后大约有多半年也没有复发。

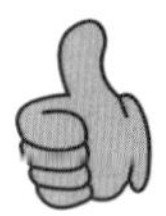

“小妙招”——灸阿是穴，效果也很好

艾灸阿是穴可起到消痹止痛、软坚散结、滑利关节的作用，并能促进局部血液及淋巴循环，改善局部代谢和营养，使炎症吸收，肿胀消退，缓解疼痛。另外，鲜姜也可促进局部血液循环，加快囊肿内液体的吸收，从而达到治疗本病的目的。具体方法：充分暴露患处，切几片3mm厚的鲜姜片，中间扎一些小孔，将姜片放置于阿是穴上，然后将点燃的艾条或者直径3cm、高约3cm的圆锥形艾绒置于鲜姜片上点燃施灸。当艾绒燃尽后，可再灸一壮，以皮肤潮红为度，如果在艾灸的过程中患者有灼痛感，

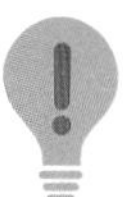

“小提示”——劳逸结合，注意饮食

● 要对患处进行适当的放松，因为腱鞘囊肿就是由于反复摩擦引起的炎症，所以患过病的人一定要避免过量的手腕部劳动。

● 电脑族也要谨防腱鞘囊肿，工作时要适当休息，勤做室内运动。

● 腱鞘囊肿的患者吃东西也要注意，避免刺激性食物，少吃辛辣的食物。

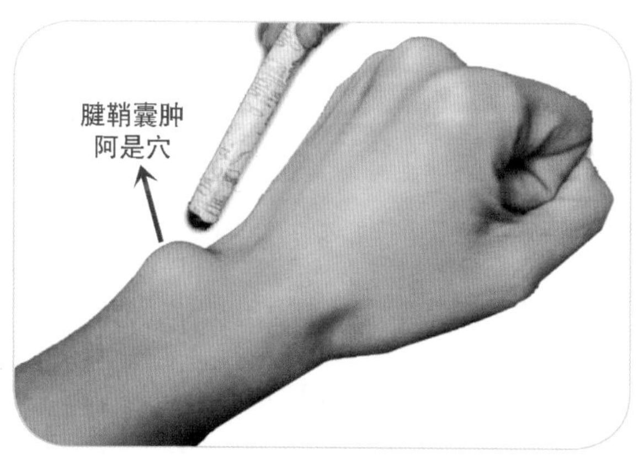

可逐渐添加姜片。如若没有特殊情况，每天灸 1 次，每次灸 20 分钟，一般需要治疗 1 ～ 2 周。

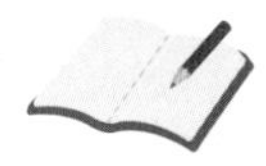

“小案例”——长鸡眼了很苦恼

鸡眼是一种常见病，虽说不是什么大病，但是挺折磨人，如果不摩擦鸡眼处，一般可以自然痊愈，皮损也会自然脱落，但是很少有人能做到。所以多数患鸡眼的人都是久治不愈，给患者造成了很大的痛苦。另外，应用外治法治疗很疼，也令很多人都望而却步。大学室友在暑假时穿了一个月的高跟鞋，后来就长鸡眼了，去医院大夫让做激光手术，由于怕不去根，上网查有很多经艾灸直接治好的，于是她就咨询了几个老师，老师也建议她可以试试用艾灸治疗，她经过一段时间的灸治，逐渐摆脱了鸡眼给她带来的困扰。

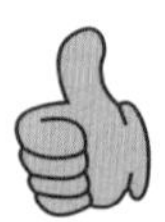

“小妙招”——艾灸鸡眼处

艾灸治疗主要是通过病变局部低温烫伤，逐渐延至真皮深层及皮下各层组织烫伤，创面疼痛感不是十分明显，面积也不大，造成患处深部组织坏死。在进行艾灸前先泡脚 30 分钟左右，使皮肤的角质层软化，然后用浓度为 75% 的酒精对患处进行消毒，用已消毒的小刀将老皮剥去，切记不要剥痛或出血；然后将艾炷直接放在鸡眼上点燃。让其自然燃烧，等到局部有灼痛时，用镊子夹掉，再放一壮，连续灸 5 ~ 7 壮，每天灸 1 次；或者

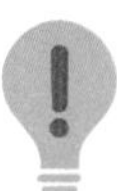

“小提示”——注意饮食，减少摩擦

● 有些人很喜欢吃辛辣的食物，觉得无辣不欢，鸡眼患者吃辣容易上火，这个时候会影响到鸡眼的恢复，所以最好禁食辛辣。

● 为了预防鸡眼，应尽量减少摩擦和挤压。平时穿的鞋应该柔软合脚，鞋内可垫一双厚软的鞋垫或海绵垫。

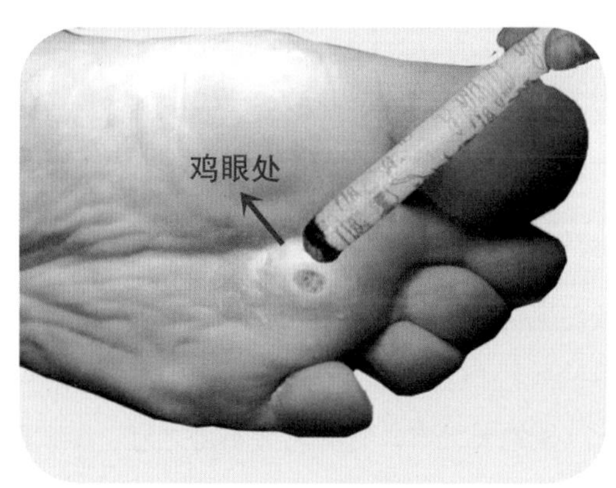

将艾条点燃的一端对准患处，悬于皮肤上 2 ～ 3cm，使患者局部有温热感，灸 20 分钟左右，直至灸后挤压时疼痛消失即可停止治疗，角质多于半个月左右自然脱落而愈。

27 痔疮

“小案例”——得了痔疮的朋友

痔疮是一种常见病，俗话说“十人九痔”，有的人碍于面子，不好意思去医院治疗。痔疮轻者对我们的生活不会有太大的影响，但是严重者也会给我们带来很大的困扰。我有一个朋友，患有痔疮和肛裂，因为她长期便秘，还伴有便血、脱出、肿胀，甚至这一年来排便的时候肛门疼痛难忍，去医院检查，可见肛门处有一个 1cm×2cm 大小的赘生物，经过几天的艾灸治疗，不适的症状有所减轻，大约 1 个月后赘生物脱落，痔疮彻底痊愈，至今都没有复发。

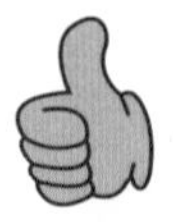

“小妙招”—— 巧灸痔点、长强穴

长强穴在尾骨端下，尾骨端与肛门连线的中点，施灸此点，能温通疏导膀胱经气而消瘀滞。肾为先天之本，且与膀胱相表里，灸此点以扶先天之本，有补后天不足之意。在家自我灸疗的具体方法：首先买一个中间带眼的塑料小凳子，然后将患处清洁干净后，坐在上面，将患处坐于塑料凳中间，将艾炷放置于艾灸盒中点燃，通过不断调整它的高度和热度，每天灸 1 次，每次灸 20 分钟左右。或者让家人帮忙，将点燃的艾条悬于穴位上 2 ~ 3cm 处进行艾灸，每次艾灸 20 ~ 30 分钟，以患者自觉局部发热，有向里传导的热感，但无灼痛为宜。

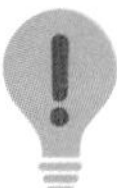

“小提示”——养成良好的排便习惯很重要

● 养好每天定时排便的习惯，选择时间要相对固定，即使没有便意，也要进行如厕训练，排便时要集中精力，不能看书看报纸，每次排便的时间不宜过长，每日清洗肛门一次。

● 应以蔬菜、水果、粗粮等清淡高纤维食物为主。不吃辛辣刺激食物，每天要多喝水，晨起最好饮一杯温开水。

● 要避免长时间坐着不动，以免增加腹压，也不要长时间站立。适当进行体育锻炼，生活要有规律，严防下肢着凉或身体受寒，避免长期紧张过劳。

● 睡前或便后要坚持坐浴，同时进行提肛、放松的动作。肛门坐浴也可以缓解瘙痒，如果在水中溶解适量食盐会更好。

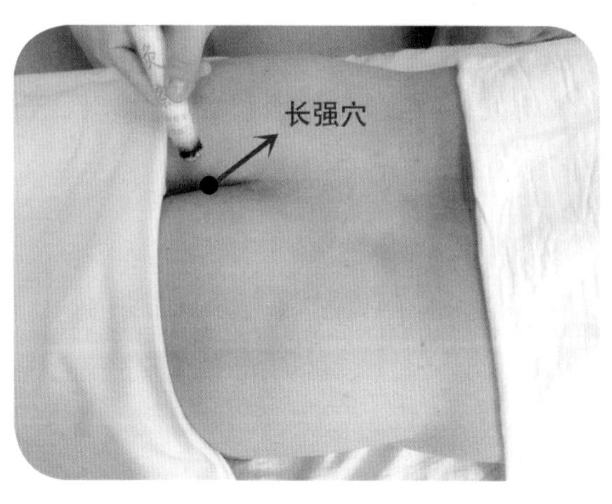

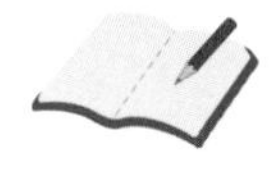

“小案例”——徐叔叔的脱肛病反复发作

脱肛是肛门的常见病之一，那么脱肛到底是一种什么病呢?简单地说，脱肛就是在排便或者下蹲的时候，肛门会有脱出物，便后或者站起来需用手回纳，严重者难以缩回。徐叔叔自述因年轻时，工作环境很潮湿，引起痔疮疼痛出血，经热敷后自愈，之后每次干活太累或者吃一些辛辣的食物后便时有脱出物，触之柔软不出血，大便后可自行恢复。去年秋天因患痢疾，脱出物不但比以前大，而且便后需用手才能回纳。现在经常反复发作，经中西医多方治疗，疗效甚微。后经人介绍来针灸科进行艾灸治疗，医生每次选择几个穴位进行艾灸，经过几个疗程的治疗，徐叔叔终于摆脱了脱肛给他带来的困扰。

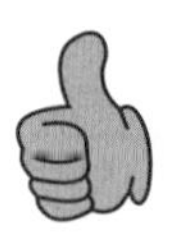

“小妙招”——巧用长强穴、百会穴

长强穴位于尾骨端下，当尾骨端与肛门连线的中点处，艾灸长强穴能温经通络，以加强肛门的约束功能，从而使中气升而肛门闭。百会穴位于头顶，前发际直上5寸，两耳尖连线的中点，中医讲:“病在下者高取之”，艾灸百会穴可以使阳气旺盛，升提收摄。将艾条的一端点燃，对准上述穴位，每次艾灸20～30分钟，以患者自觉局部发热，有向里传导的热感，但无灼痛为宜，每天灸1次，7天为一个疗程，或疗程因病情的严重程度而异。

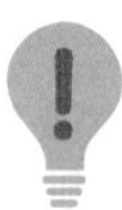

“小提示——预防调护需谨记

● 养成良好的排便习惯对于脱肛的康复是很有帮助的，痔疮患者在平时还要注意生活起居，不坐凉地湿地，不吃辛辣刺激的食物，保持大便通畅，注意肛门卫生。

● 脱肛的患者在艾灸的同时也可口服补中益气丸、麻仁滋脾丸 1 个月，以巩固疗效，防止复发。

● 如果觉得艾灸不方便，也可以在晚上睡觉前，趴在床上，将双手搓热，然后趁热顺着腰椎尾骨往下搓，直至长强穴处感到发热，也可达到防止脱肛的目的。

● 如果进行自我灸疗时，可选承山穴，在定位承山穴时，可用左手握住脚踝，大拇指指腹循着脚后跟正中直上，在小腿肚下“人”字形的中点下，便是此穴。每次艾灸 5 ~ 10 分钟，每天灸 1 次。

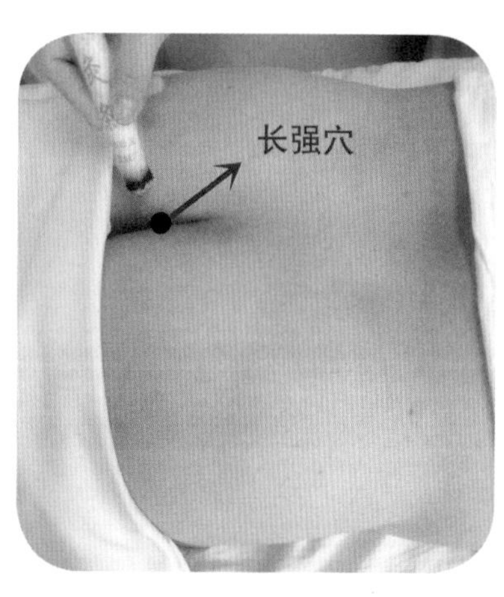

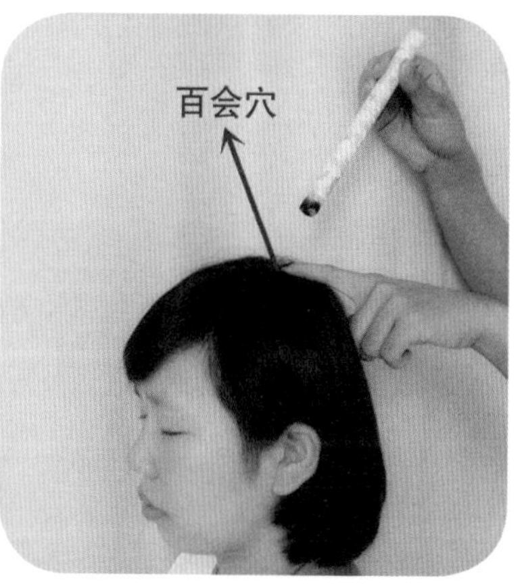

29 落枕

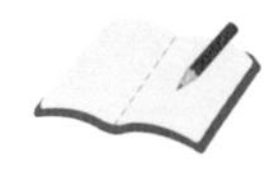

“小案例”——落枕的王先生

落枕是一个常见的病证，有人说:“要有一个适合自己的枕头，才能拥有一个好的睡眠。”所以我们也会经常遇见，身边的朋友会说，“昨天晚上睡觉睡落枕了，脖子僵，稍微活动就疼”。实际上，坐姿不正确，玩电脑时间过长，睡眠姿势不良，枕头过高、过低，使肌肉过度伸展时间较长，都会造成颈部肌肉酸疼，甚至活动不方便。王先生是一家公司的职员，因公司月底账目多工作忙，伏案工作时间过长，再加上工作时精神过度紧张，急火上升，中午休息起来，左侧颈部疼痛，摸上去硬邦邦的，转动时身体也随着一同转动，背部可触及条索状结节。下班后去中医门诊就诊，诊断为落枕，医生用艾灸结合按摩的方法治疗，用艾条灸感觉最痛的部位和治疗效果很好的经验穴落枕穴，连续治疗了5天，就完全康复了。

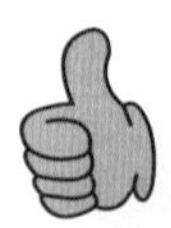

“小妙招”——巧用落枕穴、阿是穴

落枕穴是经外奇穴，属于经验治疗穴，位于第2、3掌骨间，指关节后0.5寸凹陷中，具有疏通经脉、调气止痛的功效。将点燃的艾条对落枕穴和肩部压痛的集中点（即阿是穴）处进行艾灸，每穴灸5～10分钟。若背部疼痛可加灸后溪穴，头痛恶寒加灸风池穴。

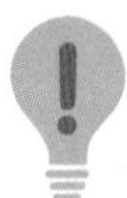

“小提示”——治疗方法要科学

● 落枕患者在急性期不要轻易按摩颈肩部位，这种刺激容易造成病情的加重。

● 艾灸的同时，点按该穴，并活动颈部，这样更有利于疏通经气、散滞，对颈部的调节起重要作用，越是往颈部活动受限的方向活动，其疗效越佳、效果越好。

● 对于长时间伏案工作的人，要隔段时间就进行颈部放松，避免一个姿势工作太久，这样对颈椎、腰椎都不好。

● 注意睡觉时头部的睡姿，枕头不宜过高，还要避免再度受凉。

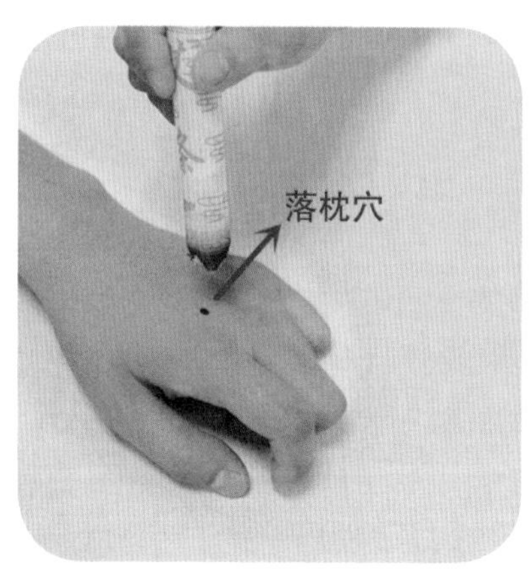

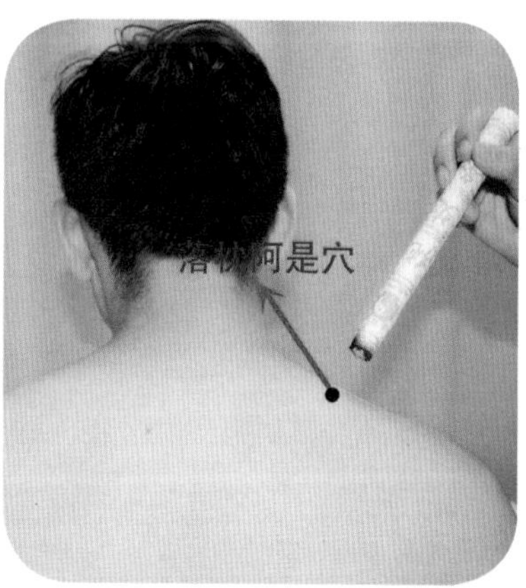

30 颈椎病

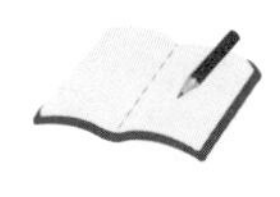

“小案例”——被颈椎病长期困扰的小刘

如今，颈椎病的患者越来越多了，比如长期用电脑，或者长期伏案工作的人，难免受到颈椎病的困扰，时间久了会出现头、颈、肩、胳膊酸痛，脖子僵硬、活动受限。小刘总是在电脑前工作，基本不给颈椎休息的时间，总是想控制住就可以了，直到去年 5 月下旬，一次颈椎病发作，才引起她足够的重视。开始时，只是颈部酸胀疼痛，慢慢颈部的酸痛可放射到后脑勺和胳膊，每天晕晕乎乎，有时还呕吐，不能睁眼只能躺着，什么也干不了，这次是真的挺着急的，因为已经严重影响了她的生活和工作。于是她就去针灸科进行治疗，大夫先对大椎进行点刺放血，然后对几个治疗颈椎病的有效穴进行了艾灸，一个疗程后，颈椎放松了，整个人也变精神了。

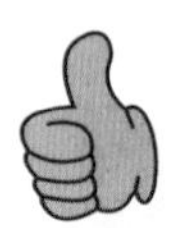

“小妙招”——巧用风池穴缓解颈椎疼痛

风池穴，正坐或俯伏坐位，在项部，当胸锁乳突肌与斜方肌起始部之间的凹陷中取之，与风府穴相平。风池穴为足少阳胆经的穴位，功擅活血通经、祛风通络，艾灸此穴能够温经通脉，振奋阳气。艾灸时，可用单眼灸盒或随身灸，每次 15 ~ 20 分钟。7 ~ 10 日为一个疗程，中间间隔 2 ~ 3 天，女性朋友经期停用。

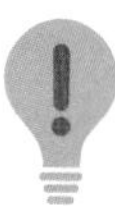

“小提示”——劳逸结合需谨记

● 尽量减少低头伏案工作的时间，经常抬头活动颈肩部。

● 也可对颈椎两侧的颈夹脊进行走罐，缓解疼痛。

● 正常人仰卧位枕高应在 12cm 左右，侧卧与肩同高，枕头的高低因人而异，约与个人拳头等高为好；枕头内容物要求细碎、柔软，常用谷皮、荞麦皮等填充，不宜用海绵、棉絮等；枕头的形状以中间低，两端高的元宝形为佳。

● 适当改善固定姿势工作的习惯，工作一段时间后，可做一做颈椎保健操。

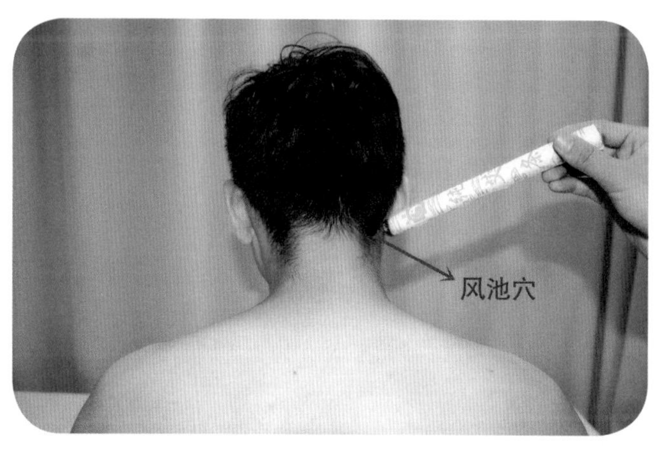

31 肩周炎

“小案例”——李琳的肩周、肩背部疼痛很痛苦

不少人经常会出现脖子、肩膀、胳膊酸痛，有时还感觉后背肩胛骨部位，像背了一块大石头一样沉重，并且平时常感心慌，这实际上就是肩周炎的征兆。俗话说：“五十肩，六十膝，人到七十更无力”，是说肩周炎是在 50 岁左右才容易得，可现如今肩周炎的发病越来越低龄化，实际上大多数人，特别是年轻人患上肩周炎，大多是因为受凉，比如有些年轻人在室内开空调一待就是一天。而对于肩周炎的治疗，理疗、贴膏药、按摩都只是暂时缓解疼痛，没有彻底地摆脱疼痛。李琳是一名网络小说作家，每天都坐在电脑前写作，基本上就是一个足不出户的女孩，所以她几乎很少进行体育锻炼，久而久之肩关节活动变得不灵活，经常觉得肩关节一阵一阵的酸痛，尤其是在不同方向运动时更为明显。当地中医院诊断为肩周炎，经过几次艾灸结合按摩的治疗，疼痛减轻了，每晚临睡前父母再帮她灸 10 多分钟，感觉整个人都轻松了，肩周炎也慢慢痊愈了。

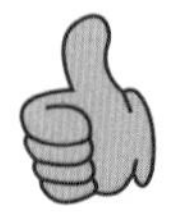

“小妙招”——巧用肩髃治疗肩周疼痛

肩周炎患者整个肩部都很不舒服，因此选取肩周的肩髃穴是治疗肩周炎的有效方法。肩髃在肩峰端的下缘，在肩峰和肱骨大结节之间，三角肌上部的中央。简便取穴是将臂外展或者平举时，肩部出现了两个凹陷，前面那个凹陷就是肩髃穴。艾灸时

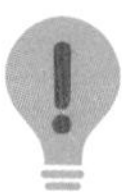

“小提示”——注意保暖，加强锻炼

● 睡觉时一定要注意肩背部的保暖，如果不小心受凉，引起的肩周、肩背部疼痛，应及时按照上述方法进行艾灸。

● 肩周炎患者，平日里要积极进行背部功能锻炼，有利于功能恢复。

● 特别需要注意的是：有一类肩膀疼痛有可能是心脏问题，要注意与肩周炎区分。如果肩膀疼痛的同时伴有心脏不舒服、胸闷气短，应及时去医院检查，以免耽误病情。

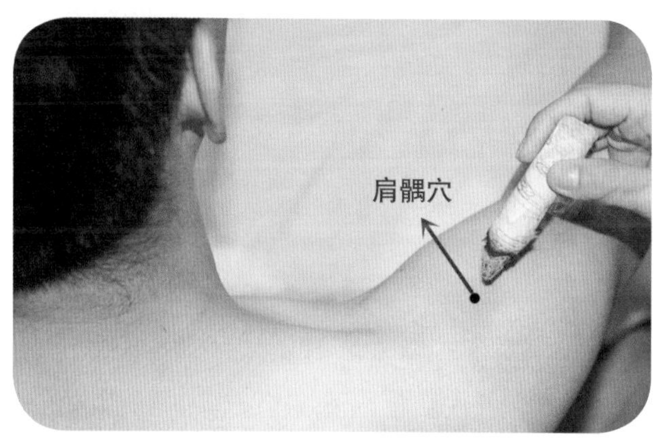

将点燃的艾条对准穴位，使局部皮肤潮红而无灼痛感为度。灸肩膀的肩髃穴，可以配合周围的阿是穴，用 3 ～ 4 根艾条上下来回进行艾灸，灸 10 ～ 20 分钟，再让患者抬高脖子，继续寻找痛点（阿是穴）进行艾灸。

32 腰椎间盘突出症

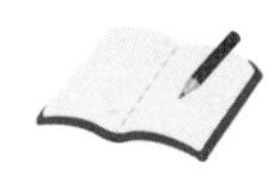

“小案例”——被腰痛困扰的亲戚

腰椎间盘突出症是常见病、多发病，很多 20 ~ 50 岁的高发人群自认为年富力强，根本不重视自己身体的“小病小灾”，并没有把自己腰部的不适感放在眼里，不预防也不医治。等到影响工作、生活时才去医院拍 CT、做检查、找专家，往往这个时候医治就有些晚了，所以一定要及早发现、及时治疗。我的一个亲戚患有很严重的腰椎间盘突出症，去年冬天腰疼很严重，不能提重物，不能弯腰，前弯或侧弯都不可以，经过按摩和贴膏药，卧床平躺了一周才稍有缓解，过年出门又不慎摔了一跤，当时没什么感觉，回到家腰疼得不能动了，后来我建议他用艾灸，一段时间后疼痛减轻，后来他也时不时灸一下，现在感觉腰有力量了，也能适当干些家务活了。

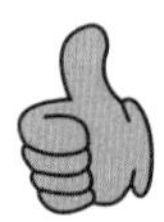

“小妙招”——巧用委中穴

委中穴位于腘横纹的中点，是腰背足太阳经两分支在腘窝的汇合点，“腰背委中求”，此穴可疏调腰背部经脉之气血，还可以在委中放血；在距穴位 2 ~ 3cm 处进行艾灸。每日 1 次，每次灸 10 ~ 30 分钟，以患者接受为宜。

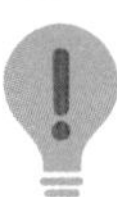

“小提示”——注意预防，及早治疗

● 治疗期间不能劳累，要避寒保暖，这样才能有利于身体的恢复。

● 进行局部按摩时，可采取一些可以舒筋活络止痛的柔和、透达的手法，手法不要太重。

● 腰突患者最好睡硬板床，以减少椎间盘承受的压力；白天腰部可以带一个腰围，有助于腰椎的恢复。

● 不要做弯腰又用力的动作（如弯腰洗衣服、拖地板等），注意劳动姿势，避免长久弯腰和过度负重，以免加速椎间盘的病变。

● 很多患有腰椎疾病的患者，会有臀部冷胀的感觉，这时可以灸环跳穴和承扶穴。

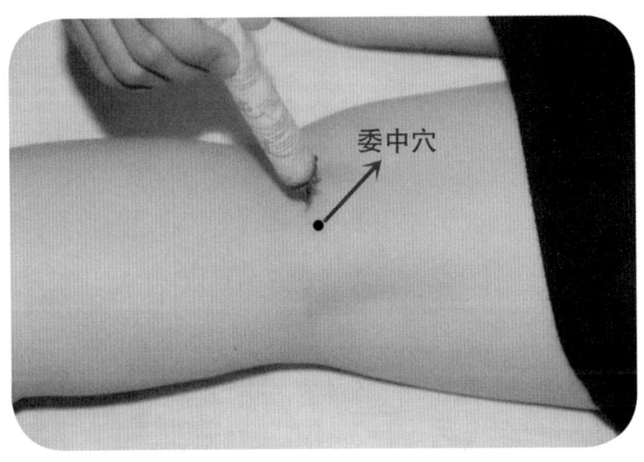

33 慢性腰痛

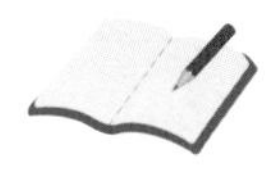

“小案例”——得了慢性腰痛的小明

久坐的上班族常会受到腰痛的困扰。体育锻炼，如打篮球、跳高等运动，由于不恰当的姿势造成腰部受伤，若未及时治疗便可转为慢性腰痛。稍微活动腰部就会发酸，虽然不是剧烈的疼痛，但会感觉浑身不舒服：坐着的时候不舒服，走路和弯腰时疼痛，从站位换到坐位的时候也不舒服，严重影响生活和工作。小明是一名体育生，一次在压背部韧带的时候被一个同学用力过度压了一下，当时很痛，但过几天就不怎么痛了，所以自己也没怎么注意。但是从那以后这腰椎部总是隐隐作痛。在后来的一些日子也有几次因打篮球和搬东西的时候用力太猛，腰部感到剧痛。当时贴了几帖膏药，也没当回事，现在站的时间久一点腰就会疼，去医院检查被诊断为慢性腰痛，医生采用艾灸结合推拿手法治疗了一段时间，疼痛明显减轻，活动也灵活自如了。

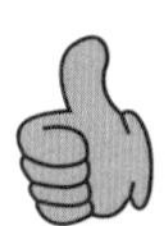

“小妙招”——巧用肾俞穴

肾俞穴，俯卧位，在第 2 腰椎棘突下，命门旁开 1.5 寸处取穴，艾灸肾俞穴有补益肾气的作用。艾灸方法：让患者俯卧位，将艾条的一端点燃，对准穴位，在距穴位 2 ~ 3cm 处开始艾灸，以患者皮肤有温热感而无灼痛为宜，至皮肤出现红晕为度，每次灸 5 分钟，每天灸 1 次。

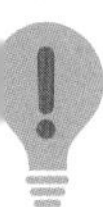

“小提示”——注意保暖，加强锻炼

● 保持良好的生活习惯，防止腰腿受凉，防止过度劳累。

● 站姿和坐姿要正确，脊柱不正会造成椎间盘受力不均匀。正确的姿势应该是“站如松，坐如钟”，而且同一个姿势不宜保持太久，适当进行原地活动或腰背部活动，可以解除腰背肌肉的劳累。

● 卧床休息，宜选用硬板床，保持脊柱的生理弯曲。

● 可配合推拿、拔罐、针灸等综合治疗，防止复发。

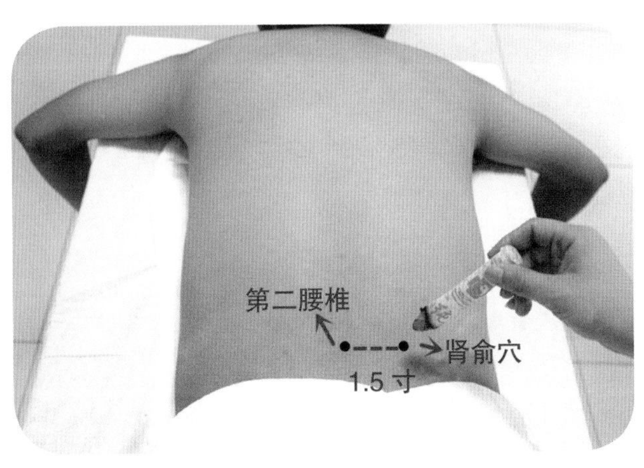

34 膝关节炎

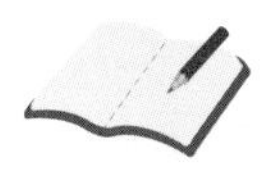

“小案例”——姑妈的膝关节反复疼痛

膝关节是人体最大而复杂的屈伸关节，又是全身关节中滑膜面积最大的关节，由于长期负重行走，日久造成膝关节软组织或滑膜的损伤，而引起退行性膝关节炎。其特点是行走过多或在寒冷的季节发作，早期是下楼时疼痛，以后可发展为上、下楼时均引起膝关节疼痛，严重时可见滑膜囊内有积液，常伴有股四头肌萎缩。同学小李的姑妈今年已经 52 岁了，膝关节反复疼痛已有 3 年，长时间行走或者拿着重物的时候感觉使不上劲，膝关节周围肿胀疼痛，姑妈说近来每日早晨起床感觉关节僵硬，起来费劲，走路时还能听到关节“咔嚓”“咔嚓”的声音。每遇阴天下雨疼痛便更加厉害了，每次看到姑妈如此疼痛难受，小李心里很不是滋味。于是，他上网查了一下，说艾灸治疗膝关节炎效果特别好，他便去药店买了艾条尝试着给姑妈在膝关节周围灸一下，几分钟后，姑妈膝盖内部感觉到热热的，特别舒服，小李坚持给姑妈灸了一段时间后，姑妈感觉特别轻松，膝盖也特别舒服，小李用简单的艾灸方法解除了姑妈多年的疼痛。

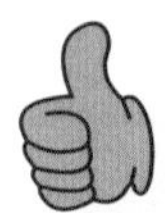

“小妙招”——巧用膝眼穴

膝眼穴主要用于治疗膝关节炎疼痛等腿部疾病。取该穴时应当屈膝，在膝关节髌韧带两侧松软的凹陷处，内侧的称内膝眼，外侧的称外膝眼。艾灸治疗膝关节炎时选取膝眼穴，能够

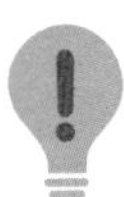

“小提示”——休息保暖很要紧

● 早期应嘱患者多卧床，减少膝关节的活动，注意膝关节周围的保暖。

● 中老年人要注意自己的居住环境，避免房间过于阴暗潮湿，不要把床摆在门窗通风处。

● 观察并了解患者膝部皮肤的颜色、温度、肿胀及疼痛的情况，治疗期间详细记录病变改善或加重的情况，以了解治疗效果。

● 饮食方面可以吃一些增强身体热量的食物，比如：羊肉、狗肉、红枣、人参等。这些食物可以帮助全身骨骼抵御寒气。

● 每天要坚持泡脚、按摩脚部，长期坚持下去可以有效预防膝关节炎。

刺激局部经络，激发人体自身阳气，从而达到调和气血、温经通络、散寒除湿、祛风止痛的目的，可以用于治疗膝关节周围的疾病。用艾条温和灸于膝眼穴 30 分钟左右，灸至皮肤红润、膝盖内部感到温热为度。每日灸 1 次，每次 30 分钟，10 次为一个疗程，疗程间休息 1 天。

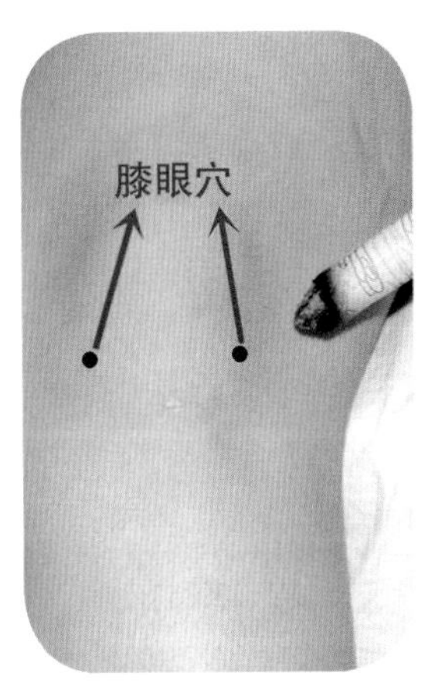

35 足跟痛

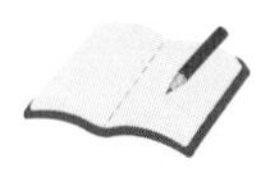

“小案例”——叔叔的足跟痛如何解决？

足跟痛是一种常见病，得了足跟痛的人晨起或久坐后站立时，脚跟痛不敢着地，步履维艰。生活中多见于40岁以上的中老年人，足跟痛一旦发生，严重影响人们的正常生活、工作和学习。王丽的叔叔在美国从事厨师工作，今年45岁，他因长时间的站立导致晨起时右足跟疼痛，行走后改善，已经反复疼痛两年了，两个月前行走时痛苦加重，无法坚持每日十几个小时的工作。王丽得知后，告诉叔叔手掌有一个穴位对应足跟部，称为“足跟穴”，是治疗足跟痛的特效穴。因此处皮薄肉少，更适于艾灸治疗。王丽让叔叔找到这个穴位后，每次灸30分钟，每天灸1次，10天后，感觉疼痛明显缓解，1个月后疼痛基本消失，此后每周灸2～3次，第2个月治疗结束后，没有再复发。

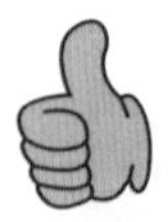

“小妙招”——妙用“足跟穴”

“足跟穴”位于手掌根部，与足跟处相对应，在大陵穴与劳宫穴连线近心端的1/4处，即大陵穴至掌根纹人字处中点。属手针对应取穴法，若右足跟痛，取左手“足跟穴”。艾灸此穴还能避免针刺肌肉特别少的足跟部带来的疼痛感，而艾灸的温热感更利于本病的治疗，操作简便，疗效显著。通过经络系统调整全身相应部位的功能状态，平衡阴阳。艾灸时，用艾条悬起灸于“足跟

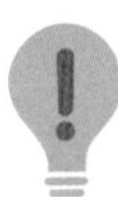

“小提示”——保护足部很重要

● 尽量避免穿着软的薄底布鞋，在足跟部应用厚的软垫保护，也可以应用中空的跟痛垫来空置骨刺部位，以减轻局部的摩擦、损伤。

● 经常做脚底蹬踏动作，增强跖腱膜的张力，加强其抗劳损的能力，减轻局部炎症。

● 温水泡脚，有条件时辅以理疗，可以减轻局部炎症，缓解疼痛。

● 当有持续性疼痛时，应该口服一些非甾体类抗炎镇痛药物治疗。

● 如果疼痛剧烈，严重影响行走时，局部封闭治疗是疗效最快的治疗方法。

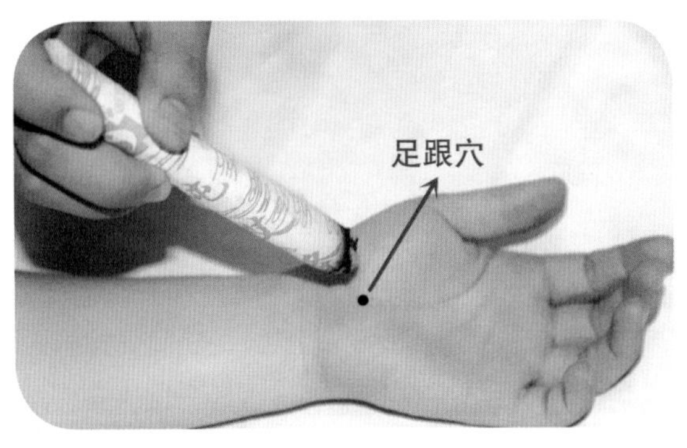

穴”，每次 15 分钟，每日 1 次，7 天为一个疗程，疗程间休息 1 天。

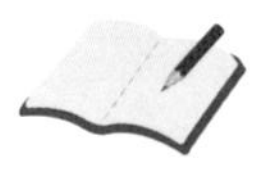

“小案例”——总是痛经的小王

痛经是困扰女性的常见病证，80% 以上的女性，月经期及月经前后，出现小腹坠胀疼痛或腰部疼痛，甚至痛及腰骶，随月经周期而发，严重者可伴面色苍白，头面冷汗淋漓，恶心呕吐、手足厥冷，甚至昏厥，影响工作、学习、生活。邻居小王月经期脸色特别不好看，小腹冷痛，自述痛的感觉简直比死还难受，饭吃不好，觉也睡不好，整天都精神恍惚的，到了冬季天气寒冷的时候，疼痛更加厉害，严重影响了工作和生活。为了缓解疼痛，小王每次月经都吃止痛药，但只能暂时止痛，有朋友建议她去做艾灸，她抱着试试看的态度到中医门诊就诊，医生用艾条灸她小腹部的一个穴位——中极穴，不一会儿，小王的腹部发热，疼痛缓解，每次月经前 3 ~ 5 天治疗，连续治疗 3 个周期，痛经消失了。小王经过艾灸疗法轻松摆脱了多年的痛经困扰。

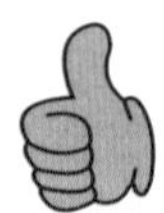

“小妙招”——巧用中极穴

中极穴是治疗宫寒引起痛经的特效穴。中极穴位于下腹部，前正中线上，当肚脐下 4 寸。如图所示，将脐与耻骨连线 5 等分，由下向上 1/5 处，就是中极穴。因任脉主胞宫，起于中极之下，艾灸中极穴能够起到培元固精、理血暖宫的作用，故可治疗、调理月经等生殖系统疾病。艾灸时用艾条悬灸于中极之上 20 ~ 30 分钟，艾灸至局部皮肤红润，以患者能耐受为度，

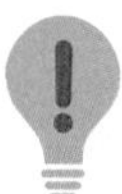

“小提示”——经期调理很重要

● 保持环境整洁舒适，注意保暖，避免寒冷刺激，腹痛剧烈时卧床休息。

● 居室温度稍高，湿度以 50% ~ 60% 为宜。

● 不宜吃生冷、酸辣食物，多饮开水，保持大便通畅，减少盆腔充血。

● 喝茶饮也有助改善，红枣桂圆饮适合宫寒的女性，可以在经前、经期当作日常茶饮，对缓解经痛有帮助。做法：5 颗红枣、2 颗桂圆肉放到锅里，再倒入 500ml 清水，接着用大火煮滚后转小火熬煮 15 分钟熄火，等温热后即可饮用，可适当放入红糖。

● 艾灸时局部温度不能过高，防止烫伤皮肤，以整个小腹温热为度，时间为 20 ~ 30 分钟，一般 3 个月经周期为一个疗程。

每次月经前 3 ~ 5 天开始，月经来则停止艾灸。若宫寒严重者可以经期使用，并在穴位上加一姜片。

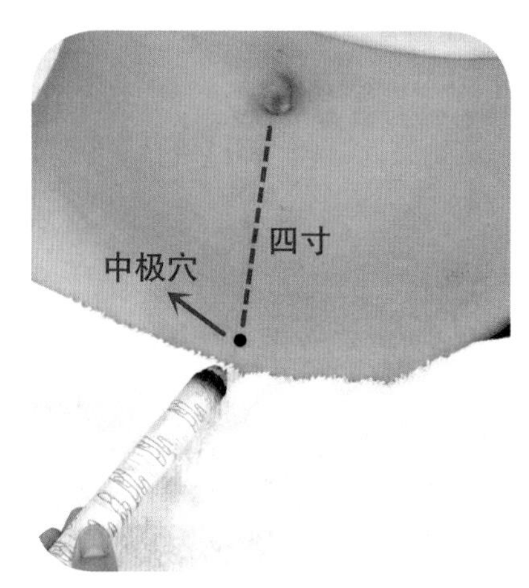

37 崩漏

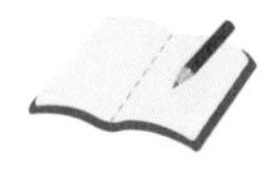

“小案例”——被诊断为崩漏的小张

朋友小张一名外企职员，26 岁，未婚，事业型女强人，典型的工作狂，工作特别拼命，经常熬夜，最近半年来一直有月经过多的表现，常常是 18 天左右来一次月经，血量中等，色鲜红，无臭味，有时甚至一个月 3 次阴道出血，每次 8 ～ 10 天，间歇时间 2 ～ 3 天。身体感觉疲乏无力，夜间梦多，严重影响其工作效率和生活质量。为了安全健康地调理身体，她去中医院找了针灸科大夫，被诊断为崩漏，她不愿意喝中药，大夫为她提供了针灸方案，最终她选择了疗效确切、简便易行的艾灸。大夫为她在大跗趾内侧的隐白穴进行雀啄灸，大约 20 分钟后，她感觉小腹部原有的空虚感消失了，心情也随之开朗了许多。连续艾灸半个月后，症状有了很大好转，血崩停止后又坚持艾灸至一个月，她所有不适症状就基本消失了。

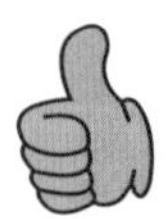

“小妙招”——巧用隐白穴

隐白穴是足太阴脾经第一个穴位，按照经络学说的原理，刺激隐白穴激发了经气，调动了经脉的功能，有健脾统血、补中益气的功效。崩漏的主要原因是冲任两脉不固，脏腑失调。因此，在治疗上应着重补肝健脾益肾，调养冲任，其中又以健脾最为重要。艾灸隐白穴可补脾扶元气，加强脾的统血功能。艾灸隐

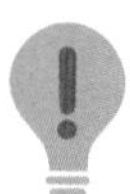

“小提示”——自身调理很重要

● 首先要放松心情，劳逸结合，切忌过度疲劳、熬夜，耗伤气血。

● 月经量多，来势猛急时，首先解决的是减少经量问题，以免并发大出血等危险。

● 出血过多，甚至引起虚脱（神昏、冷汗等）及休克时，应速送医院，切勿贻误病情。

● 饮食富于营养、易于消化，忌食煎炸、辛辣、活血的食物。

● 阳虚者饮食应热服，忌食生冷。阴虚者忌食辛辣、动火刺激之品，可以梨汁、藕汁代茶饮。

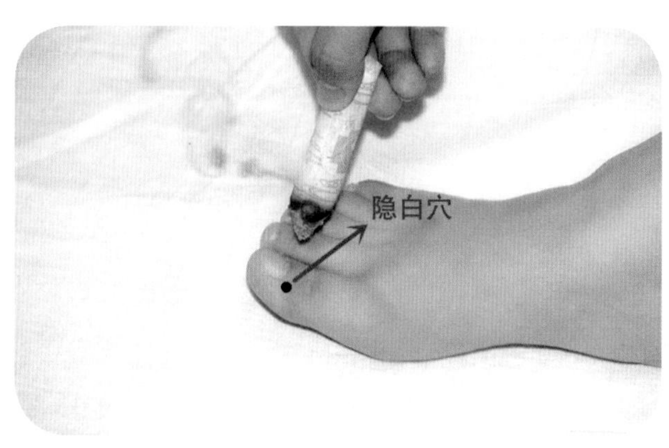

白穴治疗崩漏，每次 30 分钟，每日 1 次，10 次为一个疗程，疗程间休息 1 ~ 2 天。

38 月经不调

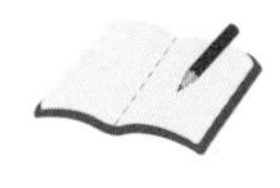

“小案例”——经期不调的王妈妈

小王的妈妈今年40岁，月经一直不规律，每月经常两次月经，每次大约10天，经血色淡，量多，经期小腹坠胀、腰酸，面色㿠白无华，气短神倦，经常口干，喜欢喝热水，伴头晕目眩、心悸，睡眠质量差，吃饭不香。平日里白带清稀量多，舌质淡，苔薄白，舌苔根部微腻。小王见妈妈身体状况日益下降，于是多方打听，最终选择了操作简单易行的艾灸疗法。用艾条灸三阴交穴，第一次灸了40多分钟，妈妈说感觉整个脚底都热了，而且这种热感也沿着大腿内侧向上传，传到小腹，特别舒服。听了妈妈的描述，小王倍感欣慰，并且坚定了用艾灸治疗妈妈月经不调的信心。小王给妈妈灸至第10天时来月经了，但这次月经量明显减少，颜色也稍深，持续了6天。小王上学后，妈妈继续自行灸治，两个月后月经基本正常。之后她有时间就自己灸治，月经已完全正常，很多其他症状也都改善了。

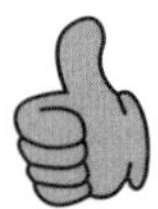

“小妙招”——巧用三阴交穴

月经不调是指月经周期、出血颜色、出血量等发生变化并且伴有其他症状的一种妇科常见病。三阴，足三阴经也。交，交会也。所谓“妇科三阴交”，顾名思义，此穴对于妇科病证甚有疗效，凡经期不顺、白带、月经过多过少、经前综合征、更年期综合征等，皆可治疗；对于治疗月经不调疗效显著。运用

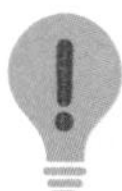

“小提示”——改善日常生活习惯很重要

● 经行之时，勿食寒凉食物，勿食酸醋，以及螃蟹、田螺等寒凉食物，以免引起月经骤止或淋漓不净、疼痛加剧。

● 经期严禁洗头，主要是因为月经期间女性抵抗力较弱，易感染风邪，现在吹风机发明后，只要洗完立即吹干，而且等头发全干后再上床睡觉即可。

● 避免游泳及盆浴，也要避免涉水、淋雨，否则可能造成寒湿滞留及血液循环障碍。

● 勿抽烟，勿饮酒及咖啡；勿提重物及做剧烈运动，但做适度温和的运动，可放松肌肉促进血液循环，阻止水分滞留，更可以促使大脑分泌内啡肽。生活规律、睡眠充足、营养均衡，保持愉悦的心情。

艾条灸三阴交穴治疗月经不调时，每次至少灸30分钟，艾灸至局部皮肤红润，以患者能耐受为度，第一个月连续灸，第二个月开始每次月经前3～5天灸，月经来即停止艾灸。

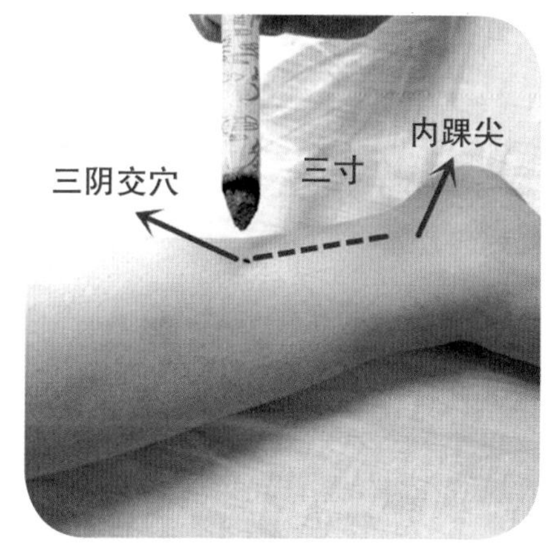

39 慢性盆腔炎

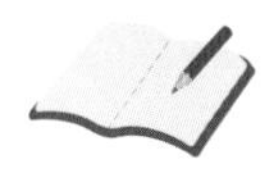

“小案例”—— 很折磨人的慢性盆腔炎

王敏的姐姐今年已经32岁，结婚4年，常感到小腹发凉疼痛，白带量多，全身无力，痛经，尤其在房事之后感到疼痛。去医院做妇科检查，子宫增大，两侧附件呈片状增厚，并有包块形成。因为还未曾生育，所以想寻求保守有效的治疗方式，于是找到王敏，王敏根据姐姐寒凝瘀阻的情况，推荐她用艾灸疗法治疗，选用子宫穴进行灸治。对准穴位2～3cm进行熏灸，以局部有温热感而无灼痛为度，每穴灸20分钟左右，感觉整个小腹都已温热，连续灸了7天，月经来潮时已没有明显的痛感，但排出很多黯黑色的血块。每次月经干净后艾灸，每日1次，经期停灸，连续治疗两个月，平时的不适感已经完全消失，月经已基本正常。

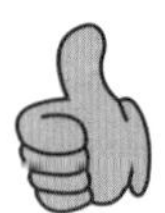

“小妙招”——巧用子宫穴

慢性盆腔炎是妇科常见的多发病，患病率高，容易反复，严重影响了广大育龄妇女的身心健康，多数患者有头晕、神疲乏力、小腹冷痛，喜欢热的东西温暖小腹，带下色白清稀，腰膝酸软，怕冷，常伴有不孕、月经延后、色黯有血块等症状。子宫穴为经外奇穴，共两个，体表位置在中极穴向左右各旁开3寸之处（共两个穴位）。艾灸子宫穴可以有效治疗妇科疾病，对慢性盆腔炎患者的治疗效果很明显。每次艾灸30分钟左右，每日1次，经期停灸，1个月为一个疗程。

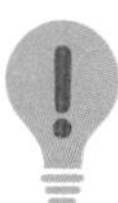

“小提示”——日常护理很重要

● 保持会阴部清洁、干燥，每晚用清水清洗外阴，专人专盆专用，如无外阴及阴道的炎症，忌用各种消毒剂或清洁剂。

● 选择宽松的棉质内裤，保持经期、孕期及产褥期的卫生。妇科手术和侵入性检查后，一定禁止房事、游泳、盆浴等。

● 避免劳累，劳逸结合，节制房事，以避免症状加重，平时注意观察白带的量、质、色、味，如有异常，应及时就诊，遵医嘱治疗。每天可热敷小腹部，以达到促进炎症吸收、加快血液循环、缓解组织粘连、改善局部营养的作用。

● 既不要精神紧张，也不要忽视不治。下腹部及腰部注意保暖，不要穿低腰裤。

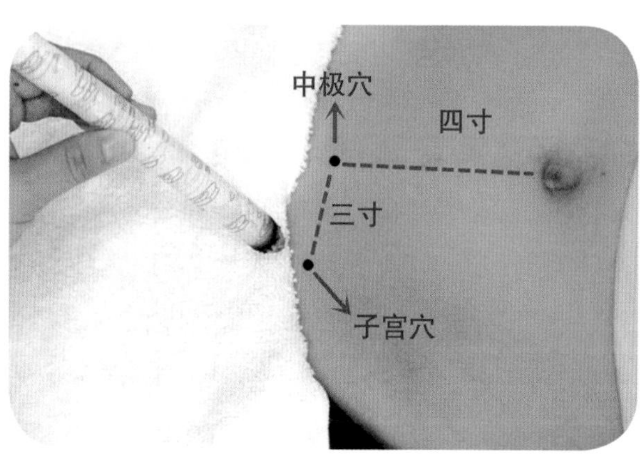

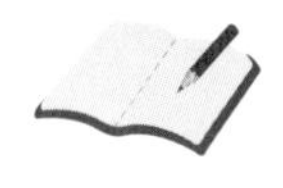

“小案例”——孕妈妈得了妊娠呕吐怎么办？

邻居谢燕今年 32 岁，第 1 次怀孕特别紧张，怀孕以来呕吐不止，食欲不振，逐渐消瘦已经有 3 个月，有时呕吐特别频繁，甚至喝水就吐。小谢特别担心，就让我帮忙运用中医疗法为她提供简便安全并且有效的治疗方法。考虑她现在是特殊时期，便推荐她用艾灸，选取治疗呕吐的有效穴位内关来进行灸治。第一次在双侧内关各灸了 20 分钟，她感觉特别舒服，心情也放松了。连续灸治 7 天，呕吐症状基本消失，饮食也正常了。然后让她每日自灸 15 分钟。1 个月后体重恢复正常，数月后足月顺产一个女婴。

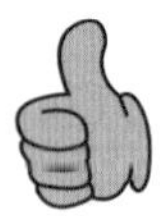

“小妙招”——巧用内关穴

妊娠呕吐是在妊娠早期出现的一种病理现象，多见于年轻的初孕妇，往往和患者的精神紧张、情绪不稳定有一定的关系。主要表现为妊娠后出现持续、频繁而剧烈的恶心、呕吐、头晕、厌食，甚则食入即吐。可以导致酸中毒、电解质紊乱，严重时须终止妊娠。内关穴是治疗妊娠呕吐的特效穴，可宽胸理气、止呕，内关穴位于腕横纹上 2 寸，掌长肌腱和桡侧腕屈肌腱之间，基本属于手腕宽度中点的位置。因为妊娠呕吐主要是冲脉之气上逆，胃失和降导致，内关能和胃降逆、使冲脉之气下降，因为其

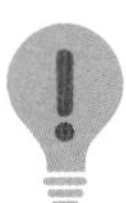

“小提示”——三大策略战胜妊娠呕吐

● 心理战胜。心情要保持轻松愉快。自学一些保健知识，以充分认识早孕反应，解除心理上的负担。

● 饮食对策。能吃的时候，尽可能吃想吃的东西。少食多餐。多喝水，多吃富含维生素 B_1 的食物，可以防止便秘，也可防止便秘加重早孕反应的症状。改善就餐环境可以转换情绪，刺激孕妇的食欲。

● 适量活动。不能因恶心呕吐就整日卧床休息，否则只能加重早孕反应，如活动太少，恶心、食欲不佳、倦怠等症状则更为严重，易生成恶性循环。适当参加一些轻缓的活动，如室外散步、做孕妇保健操等，都可改善心情，强健身体，减轻妊娠呕吐的反应。

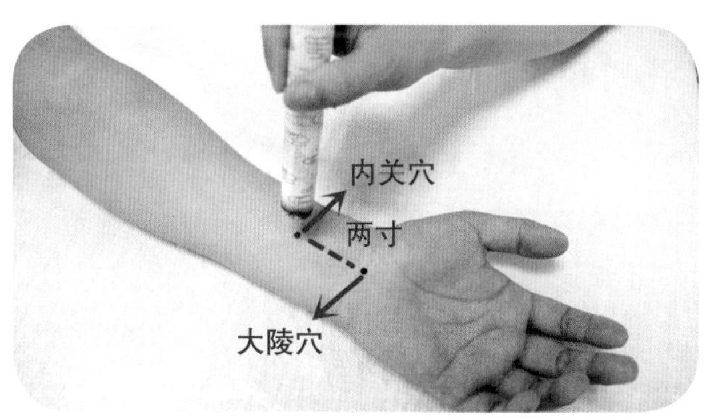

位于上肢，远离腹部，使用起来更方便、安全。孕妇自行艾灸时，每次灸 20 分钟，每日 1 次，连续灸 7 天为一个疗程。

41 子宫脱垂

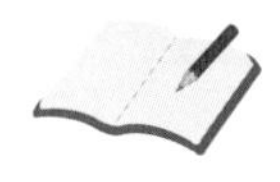

“小案例”——得了子宫脱垂的姑姑

小王的姑姑住在乡下，农民，现已42岁，生育3胎，经常干重体力活，近年来体质越来越差，4个月前感觉阴道有异物脱出，并伴有四肢无力的症状，卧床休息一段时间好转，但一干重活就会反复发病。去医院检查诊断为子宫脱垂，姑姑很是苦恼，因为家住农村，进城看病特别不方便，而且也没有足够的钱用来治病。小王得知后，给姑姑带了一些艾条回家，为姑姑在小腹部做艾灸，第1次做了30分钟，姑姑感觉阴道下坠感消失了，而且整个小腹感觉温热，特别舒服，于是小王教给姑姑艾灸的穴位和方法，姑姑连续灸了15天，竟没有再复发。

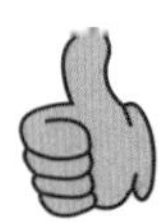

“小妙招”——巧用气冲穴

气冲穴为足阳明胃经腧穴，在腹股沟稍上方，位于脐下5寸，旁开2寸处，共两穴。是冲脉所起之处，冲任督三脉乃一源三歧，合于气冲穴，益其三脉经气、以收纳复阴挺之功。因此，运用艾灸疗法作用于气冲穴，对子宫下垂患者大有裨益。艾灸时将艾条悬起于气冲穴上2～3cm，每穴灸20分钟，每日1次，10天为1个疗程，疗程间休息2天。

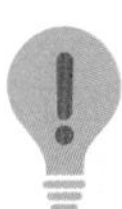

“小提示”——日常护理很重要

● 在产后3个月内要特别注意充分休息，不做久蹲、担、提等重体力劳动。注意大小便通畅，及时治疗慢性气管炎、腹泻等增加腹压的疾病。哺乳期不应超过2年，以免子宫及其支持组织萎缩。

● 根据妇女生理特点、体质、年龄及农时季节、农活、工种等具体情况，合理安排和使用妇女劳动力。

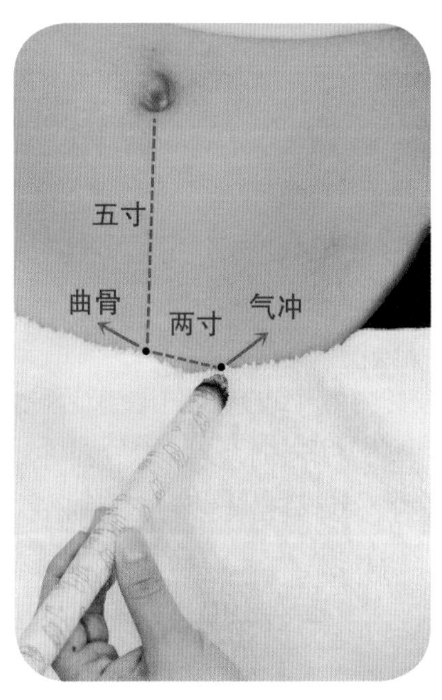

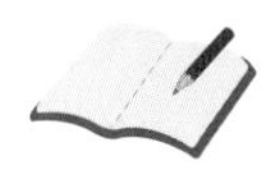

“小案例”——表姐一直被不孕症困扰

表姐刘叶，34 岁，超市销售人员，结婚 6 年未怀孕，她形体瘦小，经常好几个月没有月经，便常自行用黄体酮等激素催经。月经来时量少，色淡，有少许血块，伴有小腹冷痛，腰膝酸软，性欲淡漠。观察她的舌脉可见舌淡体瘦，脉细小，其证属于肾气亏损、冲任空虚。经余推荐，遂使用艾灸治疗，用艾条灸肚脐，灸至 30 分钟时感到小腹热感向下传至阴道，特别舒服。第 1 次艾灸就给了她很大的信心，她连续做了 2 个多月，每天 1 次，每次灸 30 ～ 40 分钟，每周休息 1 天，第 3 个月时已经怀孕。运用传统的艾灸疗法怀上宝宝让表姐喜出望外，并把这么简便有效的方法推荐给了身边的朋友，经过一段时间的治疗，大家都收到了意外的惊喜。

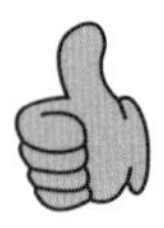

“小妙招”——妙用神阙穴治不孕

神阙穴位于肚脐中央，直接位于任脉之上，任主胞胎。脐通过奇经八脉与十二经脉相通，进而同五脏六腑联系，是经络的总枢纽，五脏六腑之本。运用灸法作用于神阙穴可以激发人体经气，补益肾气，调节冲任气血，同时发挥神阙穴的局部治疗作用，促进胞宫的发育。现代研究也表明通过艾灸对穴位的局部刺激，有利于子宫、卵巢的血液循环，从而促进卵泡的发育和成

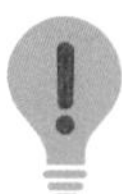

“小提示”——健康的日常生活很重要

● 不孕症患者一定要注意经期卫生，保持外阴清洁干燥。切忌搔抓、热水洗烫和使用肥皂。有感染时使用高锰酸钾溶液坐浴，内裤要透气、宽适，忌酒及辛辣或过敏的食物。

● 保持健康的生活方式，戒烟戒酒、不暴饮暴食。要保持愉快的心情，培养广泛的兴趣。

● 增加营养，加强锻炼。多食一些肝、脑等动物内脏有利于性激素的合成，而维生素类也是必需营养，宜多食富含蛋白质、维生素的食品，如瘦肉、鸡蛋、新鲜蔬菜、水果等。

● 注意自我保护，减少不孕的发生。对一些可能影响生育的工作应当注意防护，如应避免接触放射线和对身体有害的物质如某些化学品和重金属等，避免高温作业等。

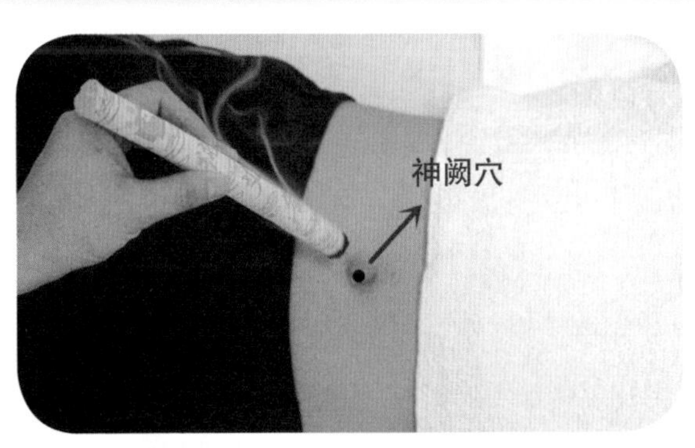

熟。艾灸神阙时，每日 1 次，每次 30 ~ 40 分钟，每次灸至热感从小腹传至阴道为度，10 天为一个疗程，疗程间休息 1 天。

43 胎位不正

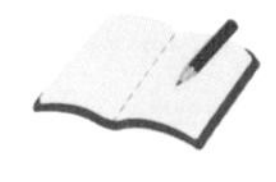

“小案例”——胎位不正如何及时治疗？

赵老师今年 30 岁，是一名初中教师，工作认真负责，近来因为工作和家庭的事情生了些气，妊娠 8 个月时，B 超检查诊断为横位，曾经做体外倒转术治疗过两次，并做过胸膝卧位多次均未见效。为了寻求安全有效的保守疗法，她四处打听得知古人艾灸至阴穴能有效治疗胎位不正，于是她打算尝试一下。她去药店买了艾条，上网查到了至阴穴的位置，自行艾灸治疗，每次灸 20 分钟，8 天后，自己感觉胎位已转成功，经 B 超确定已转为头位，至分娩没有复发，足月顺利产下一名男婴，母子平安健康。

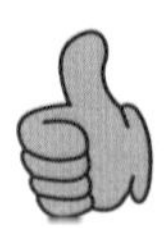

“小妙招”——妙用至阴穴矫正胎位

胎位不正属中医学“难产”“横产”的范畴，古人记载气滞与胎位不正关系密切，至阴穴位于足小趾外侧趾甲角旁 0.1 寸处，是古人记载的转正胎位的经验穴，具有疏通气血、调整阴阳、矫正胎位的作用。用艾条温和灸至阴穴，可激发经气，使气血疏通，胎位得以纠正。有研究证实艾灸至阴穴时，肾上腺皮质激素分泌增多，子宫活动增强，胎儿活动加剧，因此胎儿可以转成正常体位。运用艾条温和灸至阴穴治疗胎位不正时，每次灸 30 分钟，每日 1 次，临床疗效显著，一般 1 周左右见效。

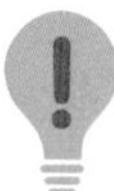

“小提示”——孕期要保持心情舒畅

● 怀孕期间，孕妇一定要保持心情舒畅，心情舒畅可使气血通畅，有利于整体气血循环。

● 尝试改变睡觉的方向，根据胎儿的位置改变睡觉的姿势和方向。

● 要定期产检，但不要过分紧张，遵医嘱便可。

● 听舒缓的音乐，放松自己，也可以去林间欣赏自然，将自己置身于大自然中，身心放松，对孕妇的身心健康都很有益。

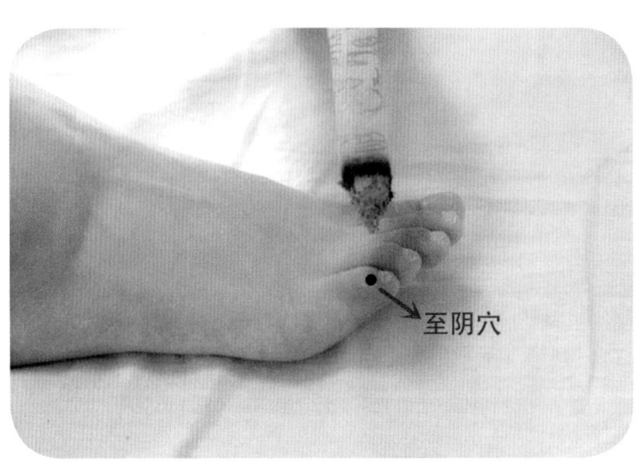

44 产后少乳

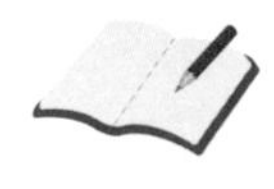

“小案例”——缺奶水的林妈妈

35 岁的林女士，在结婚两年后如愿当上了妈妈，可是体质不佳的她，做了妈妈之后，却不能满足刚出生的孩子每天的奶水量，孩子饥饿时常哭闹不休，双方老人在用奶粉补充奶水不足的同时，到处寻找各种传统偏方给林女士提升奶水量，可是效果都不明显。林女士看着因自己奶水不足的宝宝总被饿哭，心里说不出的难受，越发的上火，越上火奶水越不足。林女士的妈妈在一位老中医那里打听到艾灸双侧乳根穴，可以让奶水分泌得多，于是林女士抱着试试看的态度，每天让妈妈帮自己艾灸双侧乳根穴各 20 分钟。以乳房发热为宜，两天后，乳汁果然比之前多了很多，一周后，孩子哭闹的次数明显减少了，也不用奶粉补充奶水的不足了。

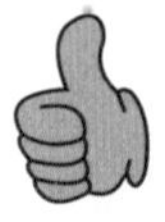

“小妙招”——妙用乳根穴治少乳

乳根穴是治疗产后少乳的要穴。乳根穴是足阳明胃经的穴位，刺激该穴可通经活络、行气解郁、疏通局部气血、促进乳汁分泌。位置在乳头直下，乳房根部，当第 5 肋间隙，距前正中线 4 寸。治疗取双侧乳根穴，可养血益气生乳，调理气机，宽胸开结。艾灸用艾条如雀啄般在乳根之上施灸 20 ~ 30 分钟，艾灸至局部皮肤红润，以能耐受为度，每日早晚 2 次，10 天为一疗程。

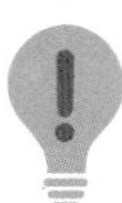

“小提示”——母乳喂养很关键

● 母乳喂养需要得到家庭尤其是丈夫的支持，帮助母亲树立母乳喂养成功的信心和母乳喂养的热情，使母亲感到能用自己的乳汁喂养孩子是最伟大的工作，应感到自豪和快乐。

● 增加产妇的营养，这对营养不良的母亲来说是最重要的物质基础。多喝牛奶、多吃鸡蛋、鱼肉、蔬菜、水果等，多喝汤，如火腿鲫鱼汤、黄豆猪蹄汤等。

● 养成良好的哺乳习惯，按需哺乳，勤哺乳，一侧乳房吸空后再吸另一侧。若乳儿未吸空，应将多余的乳汁挤出。

● 少数母亲感到喂奶太麻烦，太累，心里不情愿，则乳汁会减少。同时要消除母亲焦虑的情绪，多休息，生活有规律，保持愉快的心情。

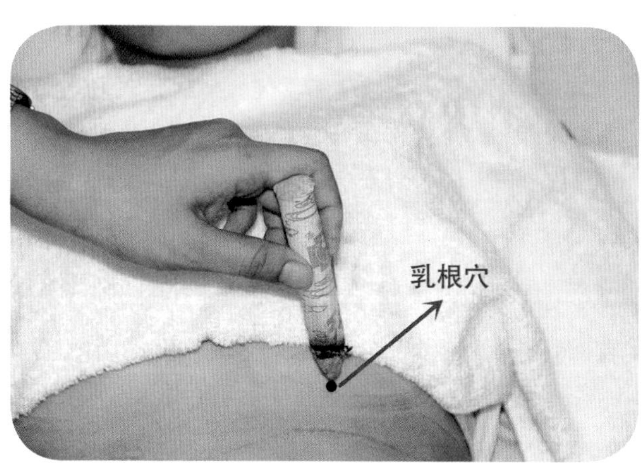

45 乳腺增生

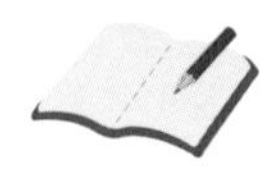

“小案例”——不顺的张大嫂

乳腺增生病是妇科的一种常见病和多发病，张大嫂今年45岁，母亲的去世和失业的压力，让她感到十分上火，近期双侧乳房出现发胀时而有针刺般疼痛，有时胸胁痛，有时肩背部疼痛。月经前数天出现乳房疼痛加重，经期后疼痛明显减轻或消失，疼痛随情绪变化而波动。严重影响了日常的生活。邻居李大妈建议她吃乳核散结片，张大嫂吃了一周效果未见好转。有些担心，于是到医院就诊，被诊断为乳腺增生，主治医生进行艾灸膻中穴治疗，每次艾灸15分钟，以该部位发热为宜。一周后症状明显好转，医生建议张大嫂回家自行灸治，半个月后，张大嫂便能正常生活和工作。

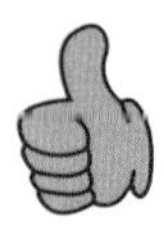

“小妙招”——巧用膻中治增生

膻中穴是治疗乳腺增生的有效穴，是八会穴之气会；心包募穴，位于胸腔中央。《灵枢·胀论》云：“膻中者君主之宫城也”。膻中为任脉、脾经、肾经、小肠经、三焦经，诸经交会穴，为宗气所聚之处。主治胸闷、心痛、乳癖、乳痈等胸乳疾病。在胸部，当前正中线上，平第4肋间隙，两乳头连线的中点。艾灸时在膻中穴用回旋灸，每次20～30分钟，于经前15天开始施灸，每日1次，以皮肤能耐受为度。灸至月经来潮。

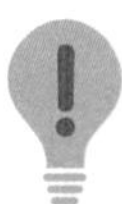

“小提示”——经期调理很重要

● 乳腺增生患者饮食应以清淡为主，多吃绿叶蔬菜、新鲜水果。忌食生冷和辛辣刺激性的食物。

● 按时作息，保持心情舒畅，合理安排生活。病期要注意适当休息、适当加强体育锻炼、避免过度疲劳。

● 保持乳房清洁，经常用温水清洗，注意乳房肿块的变化。

● 乳腺增生患者要定期检查，及时发现恶变。

● 密切关注乳腺增生的症状变化，掌握病情。

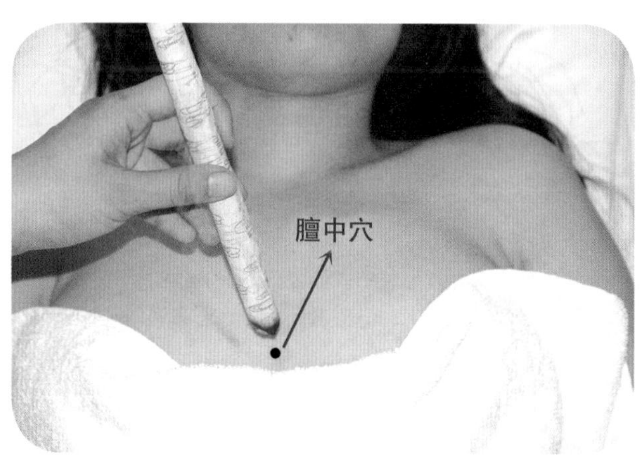

46 前列腺疾病

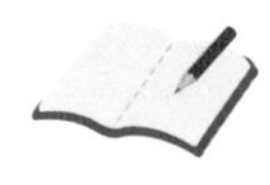

“小案例”——劳累的小吴

小吴是一名工地工人，这个夏天阴雨连绵，干活出汗后又被雨淋，最近觉得阴部潮湿，时而发痒，每天的大量工作，让他无暇顾及，也并没在意，同事结婚，参加婚礼时喝了点酒，回家的路上又被雨淋了，醒酒之后的几天便出现了尿频、尿急、尿痛，有灼热感，小便发黄上厕所总觉得尿不干净，小腹时而有坠胀感，腰酸腿软且无力。头还有些发晕，时感乏力，记忆力也不如从前了，严重影响了正常的工作和生活。到医院诊断为前列腺炎，医生给他艾灸中极穴 10 分钟，以小腹感到温热为宜，一周后病情明显好转，两周后便正常工作生活，摆脱了尿急、尿痛、尿不尽的困扰。

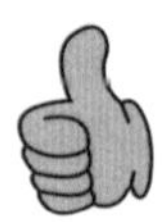

“小妙招”——巧用中极穴

中极穴是治疗前列腺疾病的有效穴。中极穴位于下腹部，前正中线上，肚脐下 4 寸。将脐与耻骨的连线五等分，由下向上 1/5 处，就是中极穴。中，与外相对，指穴内。极，屋之顶部横梁也。本穴为曲骨穴传来的阴湿水气，上升至中极时已达到其所能上升的最高点，故名。艾灸时用艾炷悬灸于中极之上 20 ～ 30 分钟，每日 1 次，严重者早晚各一次，艾灸至局部皮肤红润不能耐受为度。1 个月为一疗程，疗程间休息 3 ～ 5 日。

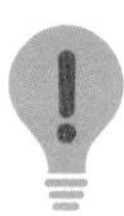

“小提示”——前列腺三不要

● 不要受凉：前列腺有丰富的肾上腺能受体，当它受凉时极易引起交感神经兴奋，导致腺体收缩，使尿道内压增加，影响排尿，而排尿困难，又会对前列腺产生不良的影响，恶性循环可使前列腺发生病变。

● 不要挤压：长时间的骑自行车会使得前列腺受到挤压，而致血液循环不畅。

● 不要性事不当：短时间内持续多次性交者，发生急性前列腺炎的比率高达 89.7%。相反，性欲旺盛者因故无法正常排泄，致前列腺分泌大量“囤积”，时间长了导致前列腺过度扩张与充血，也可引发炎症。

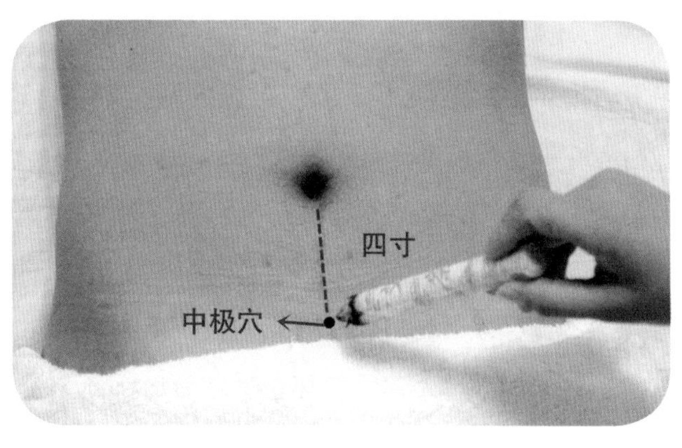

47 阳痿

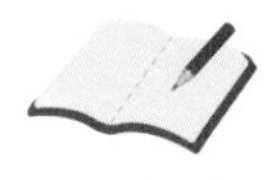

“小案例”——婚后不愉快的小赵

赵同学年少无知，青春期时经常手淫，致使身体疲惫，四肢无力，腰膝酸痛，记忆力减退，现已结婚，婚后性交难以成功，婚后夫妻生活不和谐，总因此闹矛盾，整天垂头丧气。曾吃过一些巴戟天、枸杞、菟丝子等补肾壮阳的药物，但是效果不明显。我建议他去看看中医，根据中医整体观念辨证治疗。医生取关元穴，进行艾灸，每天 20 ～ 30 分钟，以不烫为宜，连续艾灸 10 天，明显改善了举而不坚的症状，一个月后夫妻两个人的关系便如胶似漆。

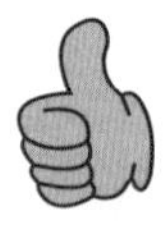

“小妙招”——巧用关元穴

关元穴是小肠的募穴，位于脐下 3 寸处，它为先天之气海，是养生吐纳吸气凝神的地方。古人称为人身元阴元阳交关之处；老子称之为“玄之又玄，众妙之门”。中医认为关元穴具有培元固本、补益下焦之功，凡元气亏损均可使用。艾灸该穴主治遗精、阳痿、阴茎痛、小便不利、睾丸缩腹等，是治疗男子性功能障碍最常用的穴位之一。取关元穴，每次艾灸 20 ～ 30 分钟，连续 10 天为一个疗程，三个疗程即可见效，能温通经络、调理阴阳，治疗肾虚阳痿。

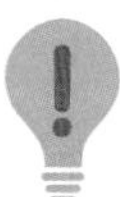

“小提示”——注重锻炼身体

● 要消除心理因素，要对性知识有充分的了解，充分认识精神因素对性功能的影响，要正确对待“性欲”。

● 节房事，长期房事过度，沉浸于色情，自慰用力过度导致精神疲乏，是导致阳痿的原因之一。

● 多吃壮阳食物，提高身体素质。身体虚弱，过度疲劳，睡眠不足，紧张持久的脑力劳动，都是致病因素。

● 积极从事体育锻炼，增强体质，并且注意休息，防止过劳，调整中枢神经系统的功能失衡。

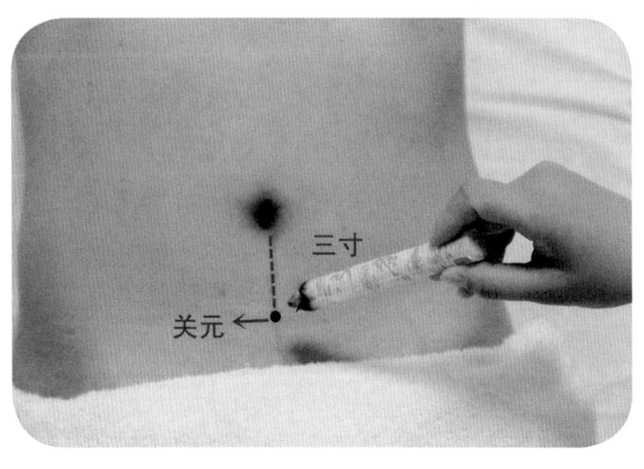

48 早泄

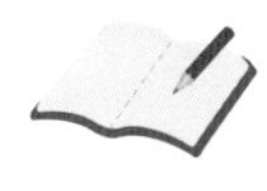

“小案例”——争吵的夫妻

小孙夫妻新婚不久，便整天争吵，闹着离婚，双方父母也很是无奈，最后在家庭会议中，两人说出了这件难以说出口的事情。两个人的性生活不幸福，性交时间很短，小孙不一会便射精，两个人总是不能相互满足，小孙很是苦恼。上学期间总手淫，出现腰膝酸软，记忆力减退，当时并未在意，谁知道会影响婚后的幸福生活，自己更是悔不当初。吃了些壮阳补肾的食物未见起效。于是前去询问中医，希望能得到系统的治疗。医生建议艾灸肾俞穴，每天艾灸 15 分钟，以发热不痛为度，连续艾灸了 1 周后，便有所改善，夫妻生活和谐许多，妻子每天更积极地为小孙艾灸。从那之后，两个人不再为此而烦恼了。

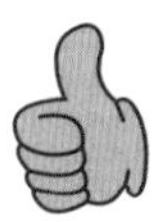

“小妙招”——巧用肾俞治早泄

肾俞穴，在第 2 腰椎棘突旁开 1.5 寸处，属于足太阳膀胱经穴。艾灸肾俞穴可以缓解腰疼。此穴的主治疾病为：腰痛、肾脏病、高血压、低血压、耳鸣、精力减退等。按摩肾俞穴可降血压。坚持按摩、击打肾俞穴，增加肾脏的血流量，能改善肾功能。选取肾俞穴，用点燃的艾条悬于皮肤上 2cm 左右，以发热不痛为度，每天艾灸 15 分钟，1 周为一个疗程，三个疗程明显改善。

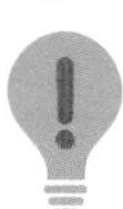

“小提示”——早泄要保肾

● 注重夫妻之间的相互体贴、配合，不可相互责备、埋怨，而应找出原因，共同配合治疗，以便于患者能尽快恢复正常的生活。

● 不宜过度节制性生活，因性生活次数太少，不利于雄激素的释放。要加强体育锻炼，如打太极拳、散步、气功等，这些都有益于自我身心健康和精神的调节。

● 避免剧烈的性欲冲动，避免用重复性交的方式来延长第二次的性交时间，禁止手淫，节制房事，防止给患者带来更大的影响。

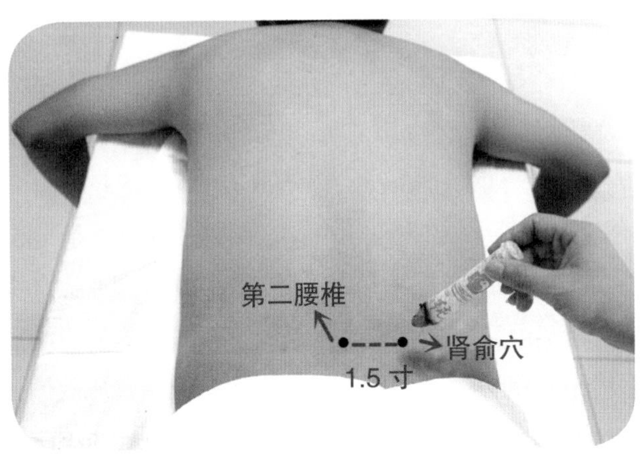

49 小儿发热

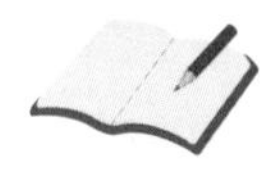

“小案例”——奔波的李女士

李女士的儿子小鲍刚满3周岁，每个月都会往医院跑，不为别的，就是一有流感，小鲍便会被传染，而且每次感冒都吃不进去饭，吃了就吐，还会出汗，大便失常，现在十分消瘦，面色苍白，萎黄少华，抵抗力弱，并且每次都会发高烧，这让李女士非常担心，给孩子服用抗生素和激素及解热镇痛剂后不能从根本上解决问题，导致反复发热，甚至还会出现皮疹，朋友建议她带孩子去做艾灸，她抱着试试看的态度到中医门诊就诊，医生取穴：肺俞、足三里。为小鲍暴露上述穴位，施以雀啄灸，每穴5～7分钟，以皮肤红晕、湿润为度。灸治了一周后小鲍面色明显改善，便继续灸治数日，李女士再也不担心小鲍感冒高热的症状了。

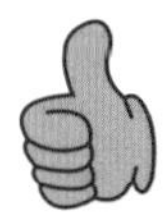

“小妙招”——巧用肺俞、足三里治疗小儿发热

足三里位于小腿前外侧，当犊鼻下3寸，距胫骨前缘一横指（中指）。肺俞穴位于第3胸椎棘突旁开1.5寸，是足太阳膀胱经第13个穴位。足三里乃胃经合穴，取之以调理脾胃扶正培元，因脾胃健运，水谷精微上注于肺，肺气充实，则既能卫外自固，又能驱邪外出。肺俞乃肺之背俞穴，取之以疏风散热、清宣肺气，两穴相合，乃标本共治之法，故疗效显著。取穴：肺俞、足三里，皆双侧取穴。操作：暴露上述穴位，施以雀啄灸，每

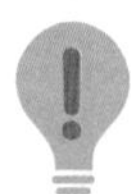

“小提示”——小儿发热的家庭处理措施

● 当小儿发热体温在38℃以下时，家长应密切观察体温变化，不必处理，如轻易服药退热，可降低机体抵抗力，并可掩盖病情扰乱疾病的发展规律，对诊断治疗不利。

● 如体温超过38.5℃，患儿有头痛、肌肉疼痛、厌食或全身不适，可以给予药物降温，主要是改善患儿身体的舒适度。

● 在孩子出现高体温时应迅速降低体温，此时可用温水浴降温，亦可将毛巾用温水浸湿，在颈、背、胸前、腹部、两腹股沟擦浴，促使血管扩张散热，同时应送往医院。

● 在炎热夏季，刚出生2～3天的新生儿可因包裹过多，喝水少而出现发热、哭闹、皮肤潮红、尿少，这在医学上称为脱水热，只要降低环境温度，松解衣服，每隔2小时给孩子喂糖水或白开水5～10ml，一般在数小时到24小时内就可以自动退热，不需要其他处理。

穴5～7分钟，以皮肤红晕、湿润为度。每日治疗1次。

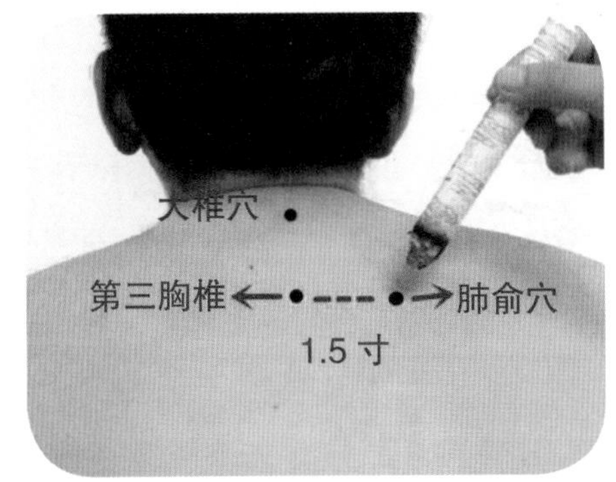

50 小儿遗尿

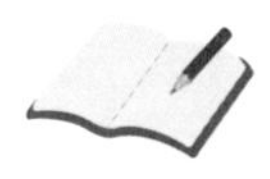

“小案例”——尿床的小军

12 岁的小军就读小学五年级，成绩一般，性格孤僻，容易发火，不愿和别人交朋友，拒绝参加学校组织的一切旅游活动和外出学习。因为一直分床睡觉，而且孩子非常主动地一早就把裤子泡在水里，父母也未发现有何异常，为此还夸奖他呢。直到发现床底下带尿味的碎棉絮，父母和他谈心以后才发现所有这一切都是尿床惹的祸。父母与其一起去医院咨询得知是小儿遗尿症，医生建议用艾灸治疗，于是妈妈每天为小军艾灸足三里穴，每次 3 ~ 5 分钟。一周便见效，小军妈妈看有效，便继续进行巩固治疗，一个月便得到了良好的改善。

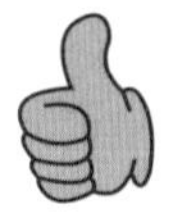

“小妙招”——艾灸足三里

足三里穴是治疗小儿遗尿的有效穴，是足阳明胃经的主要穴位之一，位于小腿外侧，犊鼻下 3 寸，犊鼻与解溪连线上。艾炷悬灸时将艾条一端点燃，对准穴位，悬于皮肤上 0.5 ~ 1 寸，进行熏灸，使患儿局部有温热感而无灼痛。每次灸 3 ~ 5 分钟，至皮肤红晕为度。1 周为一个疗程，三个疗程有效。

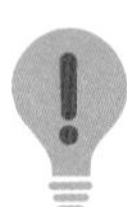

“小提示”——锻炼是关键

● 为避免孩子夜间熟睡后不易醒，白天应注意不要过度疲劳，中午最好安排 1 个小时的睡眠时间。

● 晚饭菜中少放盐，少喝水，少喝汤。

● 睡觉前防止孩子过度兴奋，让孩子养成睡觉之前排空小便再上床的习惯。

● 父母可以在孩子经常遗尿的钟点到来之前叫醒他，让他在清醒状态下小便。

● 训练孩子白天憋尿也可作为一种方法，每当出现尿意时主动控制暂不排尿，开始可推迟几分钟，逐渐延长时间。

● 在治疗过程中，对孩子时常鼓励能加强他们的信心，起到事半功倍的作用。哪一天没有尿床，就给予表扬和鼓励，这样可以增加孩子参与治疗的积极性。另外。父母千万不要责怪、惩罚孩子。

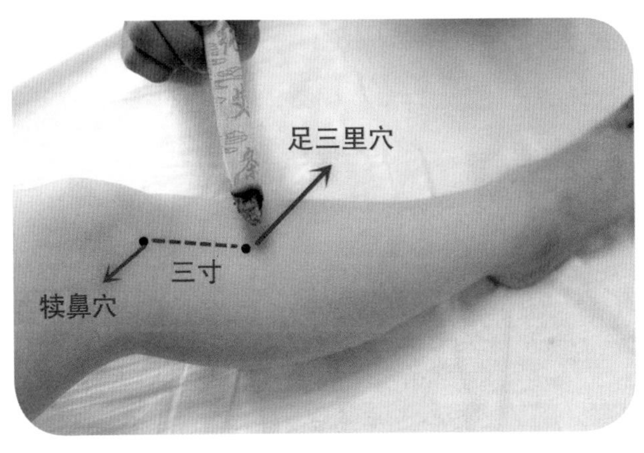

51 小儿腹泻

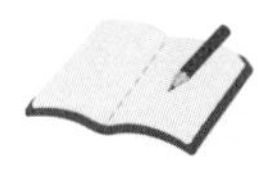

“小案例”——韩女士的担忧

韩女士的女儿才一岁半，是家中的掌上明珠，托在手上怕掉了，含在嘴里怕化了，全家老少都以女儿为中心，夏末秋初，因为晚上忘记关窗户，结果女儿早起便腹泻呕吐，于是去医院就诊，怕引起其他病证，住院 5 天，确诊为小儿秋季腹泻，经西医对症治疗，发热已退，但女儿仍每日泻出水样、无臭便十余次，神疲气怯，哭声微弱，不思饮食。朋友建议去做艾灸，她抱着试试看的态度到中医门诊就诊，医生用艾条灸肚脐，即神阙穴。每天 1 次，每次 10 分钟，以温热为宜，连续治疗 10 天，孩子身体恢复正常。

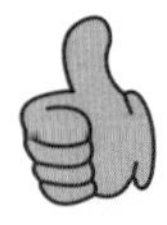

“小妙招”——巧用神阙穴

神阙穴，即肚脐，又名脐中，是人体最隐秘最关键的要害穴位、人体的长寿大穴，亦是人体任脉上的要穴。它位于命门穴平行对应的肚脐中。人体科学研究表明，神阙穴是先天真息的唯一潜藏部位，通过锻炼，可启动人体胎息，恢复先天真息能。将艾条点燃，悬于皮肤上 5cm 处施温和灸，以局部皮肤潮红为度，每次治疗 6 穴（神阙，气海，天枢，足三里），每穴每次灸 5 分钟，共 30 分钟。一天 1 次，连续治疗 10 天。

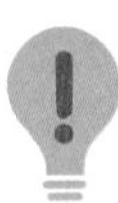

“小提示”——母乳很重要

● 小儿腹泻是仅次于呼吸道感染的第 2 位常见病、多发病。

● 小儿腹泻的症状早期表现为发热、呕吐，流鼻涕等类似感冒发烧的症状，很多家长可能会掉以轻心，按照感冒给孩子用药。

● 预防小儿腹泻要注意饮食卫生——加强卫生宣教，对水源和食品卫生严格管理。

● 食品应新鲜、清洁，凡变质的食物均不可喂养小儿，食具也必须注意消毒。

● 提倡母乳喂养。母乳是六个月以内婴儿最适宜的食物，且应大力提倡小婴儿按需喂养。

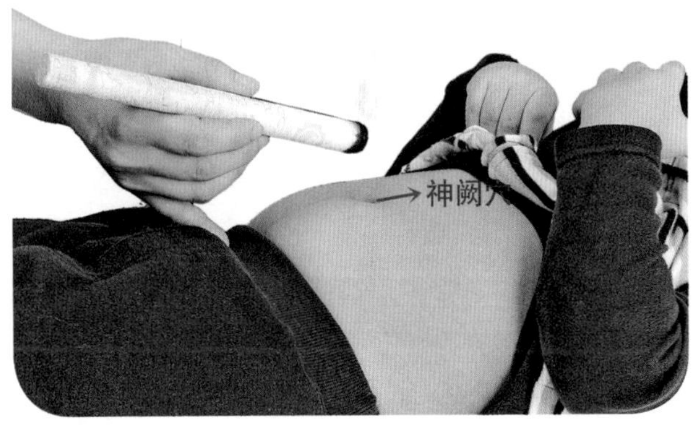

52 小儿厌食

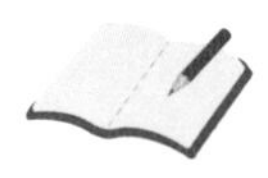

“小案例”——羸弱的小刚

吴先生的儿子小刚，今年5岁，在幼儿园常常自己玩，从不和同学打闹，体质薄弱，比同龄小朋友个头小许多。小刚自幼食欲低下，进食很少，饮食不慎时容易腹泻，经常感冒。面色萎黄，身体消瘦，吴先生带领孩子到中医门诊就诊，被诊断为小儿厌食症。小刚不喜欢喝中药，于是医生艾灸中脘穴为其治疗。次日取俯卧位，医者灸其胃俞穴，双侧轮流进行。以皮肤灼热微痛为佳，灸后症状减轻。每日治疗1次，两周后小刚食欲便有所增加了。

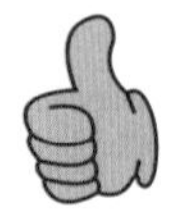

“小妙招”——巧用中脘穴、胃俞穴

中脘穴属奇经八脉之任脉。此穴主治消化系统疾病，如腹胀、腹泻、腹痛、腹鸣、吞酸、呕吐、便秘、黄疸等，此外对一般胃病、食欲不振、目眩、耳鸣、青春痘、精力不济、神经衰弱也很有效。胃俞穴位于背部，当第12胸椎棘突下，旁开1.5寸。主治消化系统疾病，如胃溃疡、胃炎、胃痉挛、呕吐、恶心等。小儿厌食穴取中脘、胃俞。艾灸时手持清艾条垂直于中脘穴上，距皮肤2～3cm，点燃艾条施灸。次日灸其胃俞穴，双侧轮流进行。施灸时可将手指放在穴位旁，以测知温度，防止烫伤患儿。每穴灸15～20分钟，开始时灸治时间可略短，逐渐加长治疗时

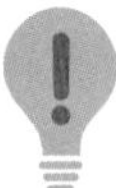

“小提示”——注重主食

● 合理喂养，养成良好的饮食习惯，从小抓起。养成不挑食的好习惯。

● 4 个月以内的婴儿最好采用纯母乳喂养。按顺序合理添加辅食，不要操之过急。

● 小儿饮食以主副食为主，不乱加额外的“营养食品”。

● 创造好的吃饭气氛。使孩子在愉快的心情下摄食。

● 培养良好的饮食卫生习惯，定时、按顿进食，饭前不吃零食（包括饮料），家长要注意经常变换饮食的品种，尽量不要千篇一律，要荤素搭配。动物食品含锌较多，须在膳食中保持一定的比例。

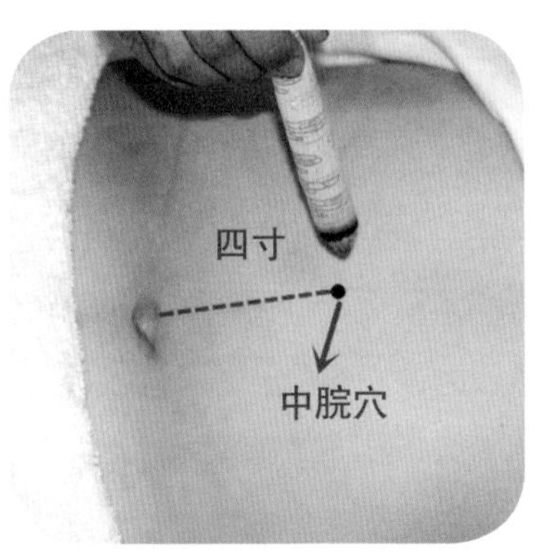

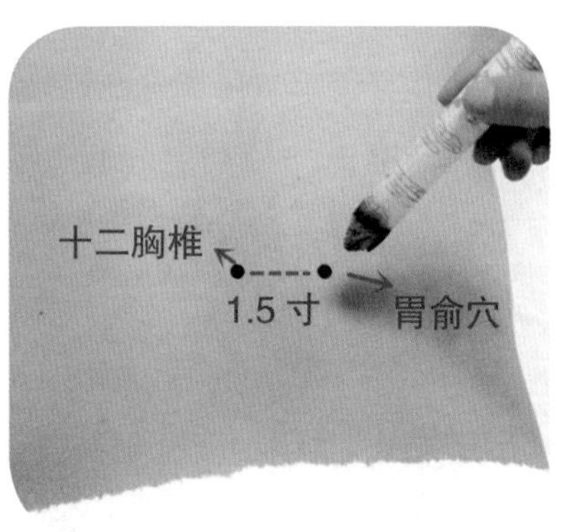

间，以穴位处皮肤潮红为度，如患儿渐能耐受，以皮肤灼热微痛为佳。每日治疗 1 次，灸治 1 ～ 3 个月。

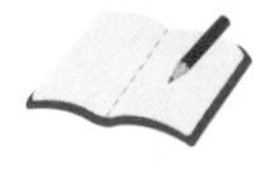

“小案例”——成绩下降的小月

初中生小月最近回家总跟妈妈说学习压力大、学习量多，上课看不清黑板。她上课坐姿不规范，导致了近视。学习成绩直线下降。父母为此很担心，给小月尝试各种矫正治疗均无效，近视度数反而增高。小月同学的妈妈建议带孩子去做艾灸，妈妈半信半疑地领着小月到中医门诊就诊，医生让小月坐下后用鼻自然呼吸，舌抵上腭，排除杂念，艾灸劳宫穴 7 ～ 10 分钟，至皮肤发红。一周后小月告诉妈妈能看清黑板了，继续灸治一个月后。采用国际标准视力表测试，视力增进，恢复到 1.0 以上。

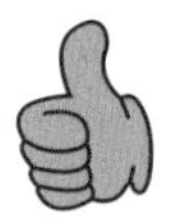

“小妙招”——巧用劳宫穴

艾灸劳宫穴可促进肝的功能，从而提高视力。此穴在手掌心，当第 2、3 掌骨之间偏于第 3 掌骨，握拳屈指时中指尖处。从经络来看，劳宫属于手厥阴心包经。“心主血脉”，故艾灸劳宫穴可加强气血流通。从经别来看，手厥阴心包经在胸与肝有联系。《素问 · 五脏生成》云：“肝藏血，心行之，人动则血运于诸经，人静则血归于肝脏。”肝开窍于目，其经脉连目系，肝的精气盛衰，直接影响视力强弱。虽五脏六腑之精皆上注于目，但肝尤为重要。故灸此穴，可促进肝的功能，从而提高视力。患者采用站位、坐位均可，用鼻自然呼吸，舌抵上腭，排除杂念，艾灸劳宫穴 7 ～ 10 分钟，至皮肤发红。5 ～ 7 天为一个疗

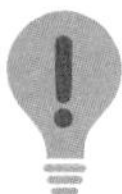

“小提示”——近视日常行为规范

● 注意饮食。尽量少吃甜食，但可以吃冰糖和蜂蜜。应主要补充富含钙、铬、锌、硒、铁、铜等微量元素和维生素的食品。

● 睡姿影响视力。睡觉时压在下面或被抱时受到挤压的一侧视力低。

● 牙好则视力好。用哪侧牙齿咀嚼，哪侧眼视力好。咀嚼是最简便有效的眼保健操。喜吃坚硬难嚼的食物者视力好。

● 注意光源对视力的影响。居室和学习用光太亮则眼无神。

● 幼儿不宜过早用眼，超前教育不当必然导致超前近视。

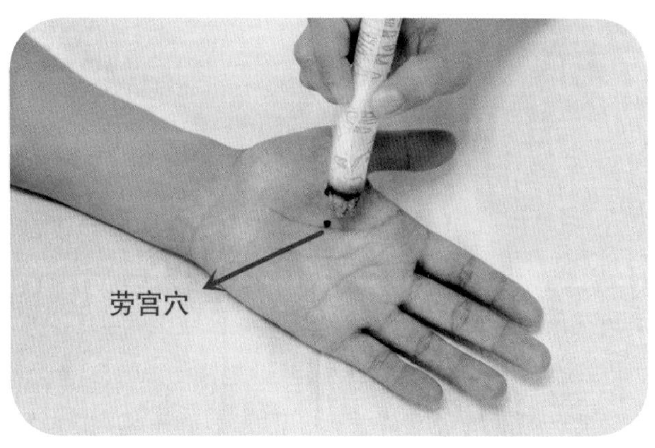

程，每个疗程间隔 3 ～ 5 天。应注意施灸时间不宜过长，以免烫伤皮肤。女性经期禁灸。

54 弱视

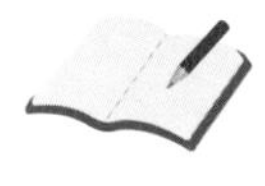

“小案例”——好孩子小强

小学五年级的小强，课上认真学习，仔细听讲，积极回答问题，课下积极参加活动，是老师和家长眼中的好孩子。可是最近一个月小强上课不再认真听讲，不回答问题，总自己低着头，也很少和同学们玩耍，学习成绩直线下降。班主任发现后主动找小强谈话后得知，小强因为上课看不清黑板，自身烦躁，失去了学习兴趣。班主任和小强的家长联系后。妈妈带着小强到中医门诊就诊，诊断为弱视，医生让小强坐下后悬灸百会穴、睛明穴各 10 分钟，并根据两眼视力的变化调整遮盖比例和训练时间。10 天后小强自觉视力得到了明显的恢复，也能看清黑板了，医生又为小强巩固了一周。小强又成了老师和爸妈眼中的好孩子。

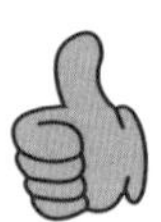

“小妙招”——巧用睛明穴

睛明穴是治疗眼病的要穴，睛明穴位于面部，目内眦角稍上方凹陷处。睛明为手足太阳、足阳明之会穴，有祛风、清热、明目之功。灸睛明有调多经之效，改善眼球及其周围组织的气血运行，活血通络，疏通眼底经络。采取悬灸的方法，每日 2 次，每次 10 分钟，10 天为一个疗程，每疗程间隔 2 天。治疗中每 1 ～ 2 个月复诊 1 次。

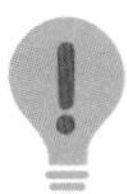

“小提示”——弱视预防保健很重要

● 在婴幼儿时期就要注意用眼卫生，让小孩的毛巾、手帕、脸盆跟大人分开使用，以免染上急性结膜炎、沙眼等传染性眼病。

● 教育小孩不用脏手揉眼睛；不要给小孩玩弄剪刀、针等锐利坚硬的东西，以免伤及眼睛。

● 少年儿童正值生长发育时期，应鼓励孩子多吃粗粮、杂粮、蔬菜、水果，少吃含糖量高的食物，最好不要吃零食、不要偏食。还应鼓励孩子们多到室外活动，参加有益的体育锻炼，注意眼睛的营养供给。

● 注意预防传染性眼病及全身性疾病。许多传染性眼病是通过直接接触传染的，不论得了什么眼病，都要及时到医院去治疗。

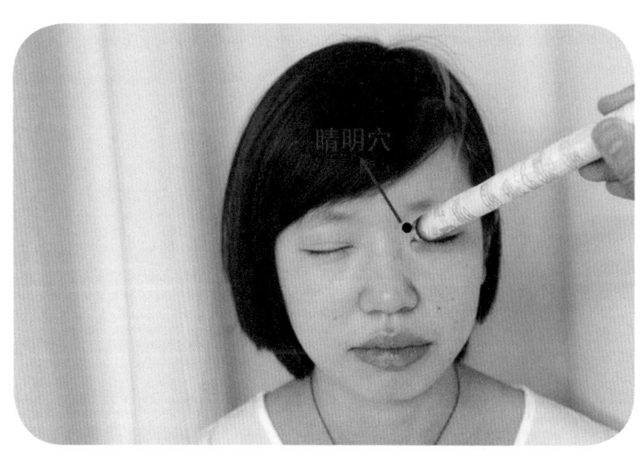

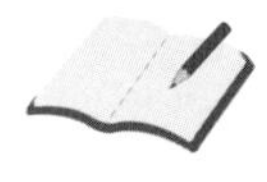

“小案例”——白领也有压力

张女士是某公司的白领，由于近期工作量大，每晚加班，长时间面对电脑，眼睛不舒服时总用手揉搓，几天后的一个早晨，发现自己的眼睛不舒服，揉了揉之后，发现眼睑部出现了小硬结，而且还有压痛和胀痛感。张女士并没在意，滴了几天品牌眼药水并没有什么效果。反而硬结更明显了，本来工作压力就大的张女士，更是着急上火了，上司让她休息几天看看中医，医生采用艾灸的方法治疗，医生用艾绒做成麦粒大的艾炷灸后溪穴，当天便见效了，灸了一周后，硬结消失。又巩固灸治了一周，张女士便正常工作了。

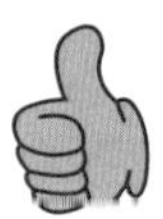

“小妙招”——巧用后溪穴

后溪穴是奇经八脉的交会穴，它的功能为通督脉、泻心火、壮阳气、调颈椎、利眼目、正脊柱。取穴方法：握拳，第五指掌关节后尺侧，横纹头赤白肉际。“后溪穴”是手太阳小肠经所注为“输”之穴，亦是八脉交会穴之一。《灵枢·经脉》说：“小肠手太阳之脉，起于小指之端，循手外侧，上腕，出踝中。”目之上下眼睑，不仅是手太阳小肠经脉之所过，也是十四经脉之所聚也，尤其与阳明经脉的关系密切。选取后溪穴是按“经脉所通、主治所及”的原则。用艾绒捏成麦粒大的艾炷，取左灸右，取

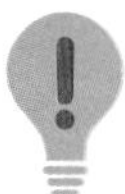

“小提示”——睑腺炎的预防很重要

● 培养良好的卫生习惯。不用手揉眼，毛巾、手帕要勤洗、晒干。

● 在托儿所、学校、工厂等集体单位应分盆分巾或流水洗脸，防止交叉感染。

● 被褥要定时清洗，翻晒；毛巾、擦手巾、手帕、汗巾等，都做到一具一用，一清洁一消毒。

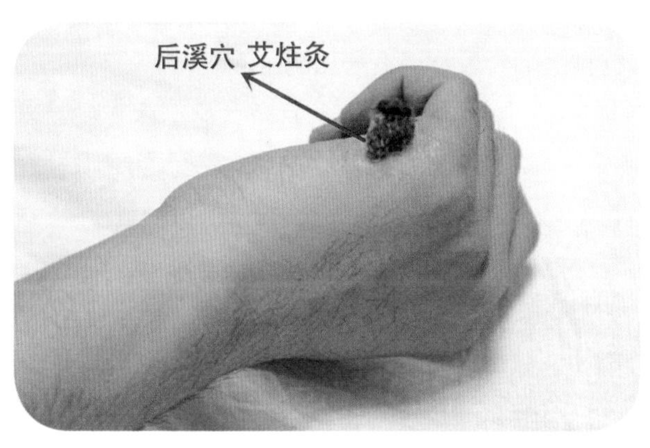

右灸左之法，在穴位上直接灸，待艾炷烧为灰烬，再加一炷、二炷，连续灸至三壮为止。经以上方法施灸后，如未成脓的睑腺炎可自行消退，不会再成脓；如已成脓的睑腺炎，在施灸后第三天开始溃脓，三天后脓排清，局部不留瘢痕。一般患者，施灸一次可愈；如反复发作的患者，施灸两次后可根治。

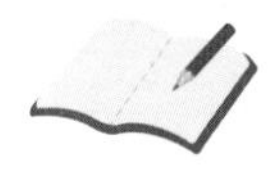

“小案例”——上火的小林

中考也是人生中一次重要的转折，15 岁的小林今年就是中考万千学子中的一名，为了能考上一个好高中，小林每晚都学到深夜，期中考试时成绩有所下滑，于是小林更加努力学习，一天在放学回家的路上，突降大雨，把小林浇湿，当晚就感冒，吃些药后便睡觉了。第二天，小林听力明显下降，且有嗡嗡声。小林的爸爸急忙领着小林去医院就诊。经父亲介绍，小林儿时一次感冒发烧，经过吃西药、输液治疗，几天后感冒发烧虽愈，但小林说耳边总有轰鸣声。继而发展到内耳疼痛、流脓、有臭味；再经医院五官科医师看后吃消炎药和药水滴洗，一段时间便有好转。至今已有多年。医生诊断为耳聋耳鸣，给小林艾灸太溪穴。灸治 10 分钟。三天后小林感到症状明显好转。于是加强治疗一周，小林便基本痊愈了。

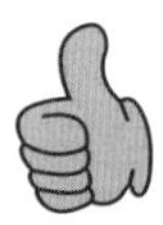

“小妙招”——巧用太溪穴

太溪穴位于足内侧，内踝后方，当内踝尖与跟腱之间的凹陷处。此穴能够祛邪扶正，祛风通络，平衡五脏，提高免疫力，重点刺激耳路神经，激活内耳血络畅通，达到听觉神经复苏的目的。按上述治疗 3 次，每次 40 分钟，隔三天治疗 1 次。

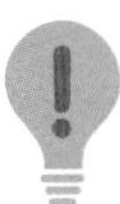

“小提示”——耳聋耳鸣自我按摩

● 不喝浓茶、咖啡和其他刺激性食物。防止尼古丁、乙醇对内耳和听神经的损害。

● 适当运动可促进全身血液循环，增加人体的新陈代谢，加强内耳器官的血供，改善内耳代谢。可选择多种适当的运动，如打太极拳、散步、慢跑、游泳等。

● 选择噪声小、空气清新、环境优美的地方锻炼，一定会感到心旷神怡，周身舒爽，对耳聋的恢复十分有益。

● 尽量避免接触噪声，如交通、工业、建筑、娱乐、居住环境中的噪声。

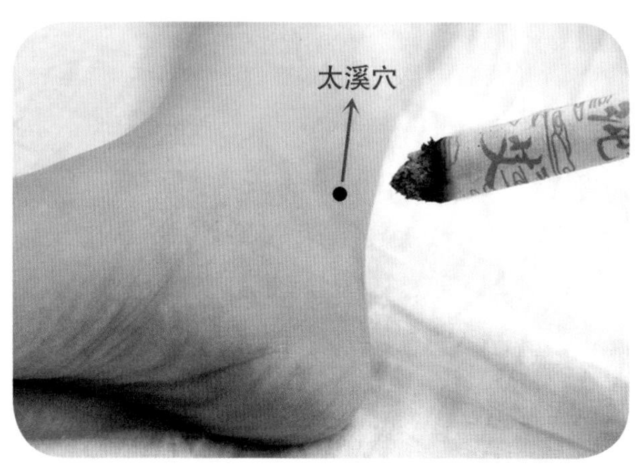

57 中耳炎

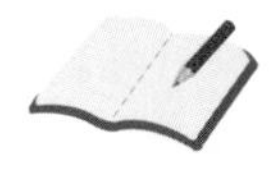

“小案例”——辛勤的赵老师

赵老师参加优秀教师评比，近日还为学生批改作业，有些劳累，抵抗力低下，不小心引起上呼吸道感染，在家喝了点姜汤，没有及时医治，两天后，傍晚突然右耳一阵阵疼痛，吃了两片去疼片后便入睡，夜晚强烈疼痛而醒。外耳道有脓性渗出物，牵引耳郭疼痛加剧。妻子李护士询问耳鼻喉科的医生后，为其艾灸翳风穴，熏灸 30 分钟后，赵老师自觉疼痛减弱。于是，妻子每次在其疼痛之时便艾灸翳风穴，一周后便基本痊愈。

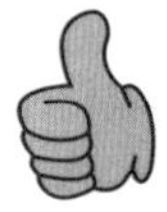

“小妙招”——艾灸翳风穴

翳风穴是治疗中耳炎的有效穴。位于颈部，耳垂后方，乳突下端前方凹陷中。三焦经经气在此化为天部的阳气。本穴为天牖穴传来的热胀风气，至本穴后，热胀风气势弱缓行而化为天部的卫外阳气，卫外阳气由本穴以风气的形式输向头之各部，施灸前，应先用消毒棉签蘸过氧化氢将外耳道拭净，然后点燃艾条，悬于翳风穴（患侧）皮肤上约 3cm 处，以雀啄法熏灸，一直灸至穴位周围皮肤潮红，按之有烙热感即止，时间一般 5 分钟左右，每天 1 次，严重者数次，5 天为一个疗程。

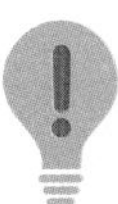

“小提示”——耳道保护法

● 弄湿耳朵，应将外耳向上及向外拉，使耳道伸直，再以吹风机向耳内吹 30 秒，可消除细菌及霉菌酷嗜的湿热环境，耳朵发痒时滴耳药水，其具有抗菌功效，可避免感染。

● 洗头发、洗澡或游泳时，戴耳塞可保持干燥，避免感染。

● 热敷可缓解耳痛，勿清除耳垢，适度的耳垢可防潮并提供良性菌的栖身处。

● 保持耳道的干燥，可以用棉花棒蘸凡士林，轻轻塞入耳朵入口处，有助吸收耳朵内的水分，使耳道干燥。

● 使用消毒酒精、白醋、婴儿油或羊毛脂等家庭配方，在每次弄湿耳朵后充当干燥剂。使用方式是侧着头将上述液体滴入耳朵，晃动头部，使其抵入耳道底部，再偏另一边使其排出。

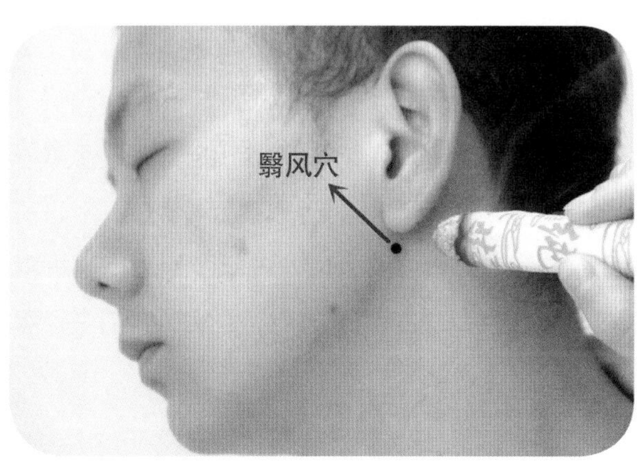

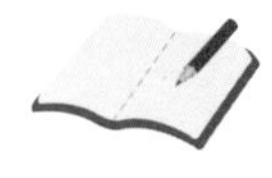

“小案例”——东北的环卫工人

李阿姨是一名环卫工人，近年来经常鼻塞、鼻痒、鼻流清涕。秋冬症状加重，春夏也时有发生，每天都身不离纸。今年冬天非常严重，痛苦不堪，便辞去了工作在家休养，可是一直未见好转。儿子知道后，立刻陪着妈妈去中医院就诊，被诊断为过敏性鼻炎。医生采取艾灸印堂穴治疗。在该穴上 2cm 处进行悬灸，以皮肤潮红为度，每天 1 次，3 天后，李阿姨的症状有所减轻。儿子非常高兴，10 天后鼻痒消失，双鼻通气好，流涕明显减少。为了继续巩固，儿子又让李阿姨继续做艾灸一个月。

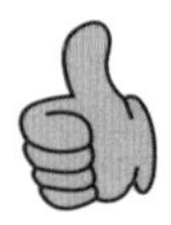

“小妙招”——艾灸印堂穴

印堂穴是治疗过敏性鼻炎的有效穴。此穴位于人体额部，当两眉头间连线与前正中线交点处。仰靠或仰卧位取穴。此穴为经外奇穴，艾灸此穴具有明目通鼻、疏风清热、宁心安神的作用。灸印堂穴，在该穴位上 2cm 处进行悬灸，以皮肤潮红为度，每日 1 次，10 次为一个疗程。一个疗程后鼻痒消失，双鼻通气好，流涕明显减少。艾灸两个疗程即可见效。

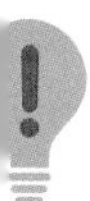

“小提示”——从细节做起

● 鼻炎大多是着凉感冒引起，要加强体育锻炼，增强体质。避免过度疲劳、睡眠不足、受凉、吸烟、饮酒。

● 在秋冬季或感冒流行期间，外出戴口罩，尽量少去公共场所，对发病者做好隔离工作，对污染的室内可用白醋熏蒸进行空气消毒。

● 可使用中草药预防，如受凉后可及早服用生姜、红糖水及时祛除“寒邪”；感冒流行期间，可服用荆芥、防风、板蓝根等中草药。

● 早晨 5 点到 10 点，是花粉扩散高峰期，最好不在户外久待。及时更换、清洗床单、被罩，防止螨虫及其分泌物诱发过敏性鼻炎。不用香水、化妆品。

● 保持室内空气的湿度，或使用空气过滤器，不要让鼻子太干燥。

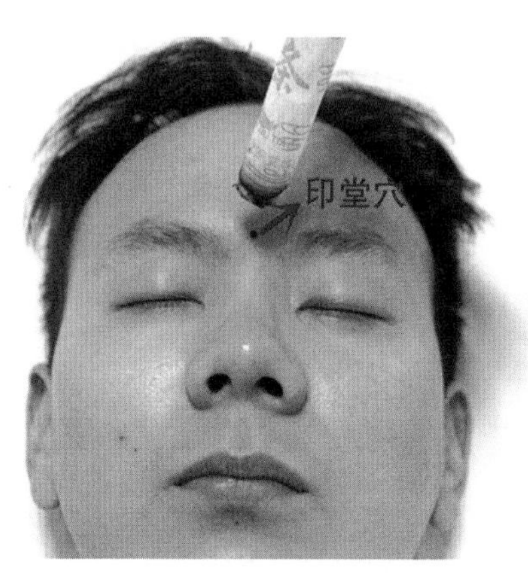

59 鼻塞

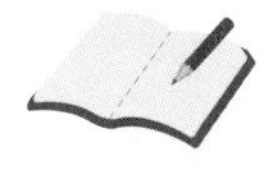

“小案例”——医生家的小患者

王医生的孩子小亮最近鼻塞严重，呼吸困难，哭闹不止。父母非常担心，便给予各种西药治疗，但西药对孩子健康发育有影响，学中医的同学建议他给孩子做艾灸，他们抱着试试的态度到针灸科就诊，医生采用温和灸法灸治百会穴，每天上午、下午各做 1 次，三天后小亮的鼻塞症状明显消失，继续艾灸 3 ～ 5 天，以巩固疗效。

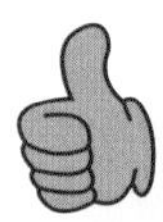

“小妙招”——巧用百会穴

百会穴位于头顶正中线与两耳尖连线的交点处，中医学认为艾叶具有温阳、芳香开窍的功效，艾灸能起到温经散寒、行气通络，祛湿散结、扶阳固脱、升阳举陷、拔毒泄热、防病保健的作用，小儿肌肤柔弱，脏气清灵，外治疗法尤为有效。而艾灸百会穴能温阳、宣通鼻窍，故治疗鼻塞能获得较好的效果。本法属温灸法，故对风寒引起的鼻塞效果甚为理想。以艾条采用温和灸法灸治百会穴，为控制温度，防止烫伤患儿头皮，医者应将食指、中指分别放置百会穴两旁，稍许分开，然后用点燃的艾条温灸，囟门未闭者避开囟门，温度以医者中、食指能耐受热度为宜，或者应用艾灸盒戴帽式固定于百会穴处，插入点着的艾条。每次 10 ～ 15 分钟，每天上午、下午各 1 次，鼻塞症状消失后，还需续灸 1 ～ 2 次，以巩固疗效。

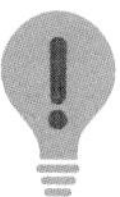

“小提示”——小儿鼻塞注意

● 如果宝宝鼻孔内有鼻屎，可轻轻捏一捏宝宝的鼻孔外面，鼻屎有可能会脱落，或诱发宝宝打喷嚏将其清除。有条件的家庭可用能产生水气的超声雾化设备或类似的美容设备，让水气对准宝宝的鼻孔，也能起到软化鼻屎的作用。

● 如果宝宝的鼻孔是干净的，可让宝宝闻闻清凉油或者薄荷的味道，有时可缓解鼻塞。

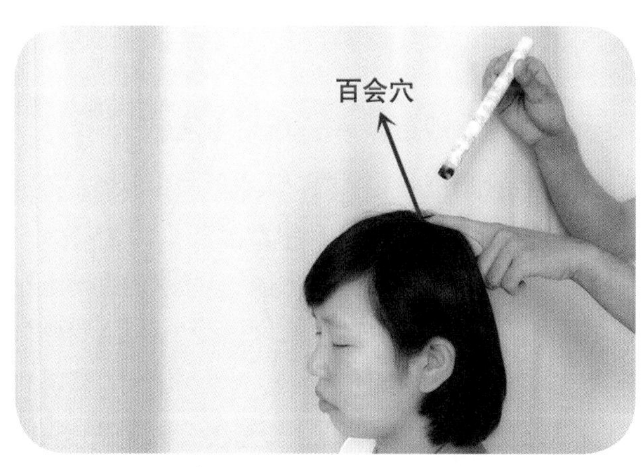

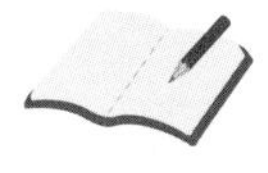

“小案例”——状元刘司机

衣食住行，三百六十行，行行出状元，刘司机是一名优秀的出租车司机。刘司机开出租车四十多年，但是在两年前，刘司机发现自己有口臭，口腔还不时疼痛难忍，与乘客沟通时很尴尬，严重时口腔黏膜生疮，曾服中西药治疗，效果并不明显。最近刘司机发现自己总口渴还特别想喝水，小便尿色发黄，大便干燥，这几天口腔左、右两侧黏膜散见米粒大小溃疡数点，疮面发黄，四周潮红。同行建议刘司机看看中医，进行艾灸治疗。于是刘司机去中医院进行艾灸，医生为刘司机进行悬灸两掌心的劳宫穴，每穴每次灸治 15 分钟，以穴位潮红为度，一周后便见效。

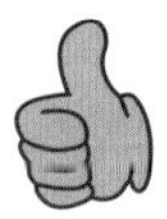

“小妙招”——巧用劳宫穴

劳宫穴是治疗口疮的有效穴，属手厥阴心包经。劳宫为手厥阴心包经之荥穴，荥穴可用于治疗热病，《难经·六十八难》“荥主身热”。采用和灸之法，以火攻火，用从治法泻上炎之虚火，以达泻火除烦之效。在手掌心，当第 2、3 掌骨之间偏于第 3 掌骨，握拳屈指时中指尖处在第 2、3 掌骨之间。悬灸两掌心之劳宫穴，每穴每次 15 分钟，以穴位潮红为度，早晚各 1 次，7 天为一疗程。第 1 疗程后，口臭明显好转，第二疗程后口臭已消，溃疡点已愈，嘱继续治疗 1 疗程，以巩固疗效。

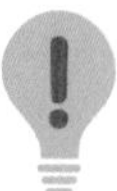

“小提示”——保护口腔卫生

● 注意口腔卫生，避免损伤口腔黏膜，避免辛辣食物和局部刺激。

● 保持心情舒畅，乐观开朗，避免着急上火。

● 保证充足的睡眠时间，避免过度疲劳。

● 注意生活规律性和营养均衡性，养成一定的排便习惯，防止便秘。

● 用消毒棉签蘸云南白药粉末敷患处，一般用药 3 天后可愈合。

● 用浓茶漱口，因茶中含有多种维生素，能防治各种炎症，对口腔溃疡面的康复，有一定辅助治疗作用。

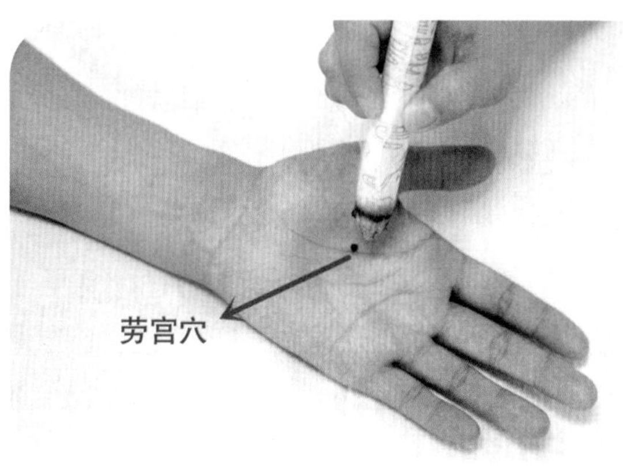

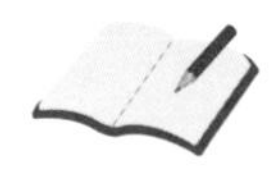

“小案例”——牙疼不是病，疼起来要人命

王同学今年23岁，是一名在校大学生，由于压力太大，经常上火，吃不好，学不好，睡不好。临近期末考试，又加上学生会工作繁忙，于一个星期前开始牙痛，痛感非常强烈，遇冷、热、酸、甜等刺激疼痛更加严重，时而伴有牙龈肿胀、出血，而且用手能晃动牙齿，吃东西也不如之前那么香了。严重影响他的学习和生活。最后王同学疼痛难忍便去看医生，医生为他进行艾灸治疗，经过了3次艾灸治疗后，牙痛等症状完全消失。

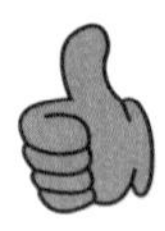

“小妙招”——巧用内庭穴

内庭穴是治疗牙疼的有效穴，是足阳明胃经的荥穴，在足背当第2、3跖骨结合部前方凹陷处。刺激此穴有清除胃热实火的功效，绝大多数的胃火牙痛患者艾灸此穴后效果均很显著。采用回悬灸双侧的内庭穴，3次为一个疗程，疗程间休息1天，四个疗程即可得到良好的效果。若胃火较甚，可加灸下关（位于面部耳前方，颧弓与下颌切迹所形成的凹陷中）、颊车（位于面颊部，下颌角前上方约一横指，咀嚼时咬肌隆起，按之凹陷处）等穴。

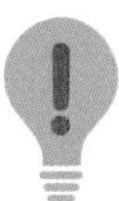

“小提示”——牙疼要注意

- 勿吃过硬食物，少吃过酸、过冷、过热的食物。
- 保持大便通畅，勿使粪毒上攻。
- 睡前不宜吃糖、饼干等淀粉之类的食物。
- 发现蛀牙，及时治疗。
- 注意口腔卫生，养成“早晚刷牙，饭后漱口”的良好习惯。
- 宜多吃清胃火及清肝火的食物，如南瓜、西瓜、荸荠、芹菜、萝卜等。
- 忌酒及热性动火食品。

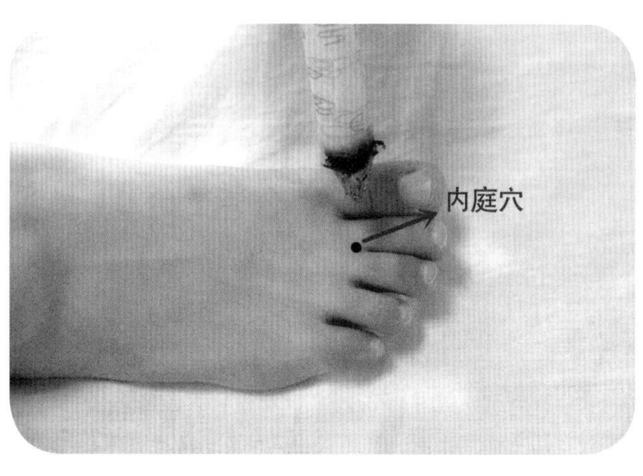

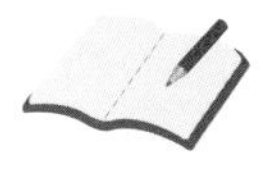

“小案例”——生意人王师傅

人与人之间最重要的便是交流了，没有交流，没有沟通，就没有信息的传递。然而我们大多数交流的工具就是嘴，所以口中的气味很重要，想要受人欢迎，那就要在谈吐之间存有清新的口气。王师傅是个生意人，做生意非常老实，从不坑骗他人，自然有很多客人，只是愿意抽个烟，喝个酒。可近期，他发现客人越来越少了，每天早起自觉口中有异味，妻子发现后，为王师傅找了多种方法治疗，都不见效，后来一位顾客建议去中医院看看中医，中医为王师傅进行艾灸双侧劳宫，艾灸 25 分钟。第二天王师傅即感口臭大减，继续施灸，共 7 次治愈。王师傅的客人又像以前一样多了。

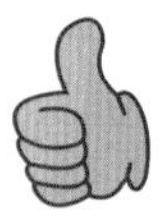

“小妙招”——巧用劳宫穴

劳宫穴是治疗口臭的有效穴。别名五里、掌中、鬼路。属手厥阴心包经，为荥（火）穴。在手掌心，当第 2、3 掌骨之间偏于第 3 掌骨，握拳屈指时，位于中指和无名指指尖处。在手掌有两条比较大的掌纹相交成“人”字形，沿中指中线向手掌方向延伸，经过“人”字相交点的下方区域，这个重合的地方即是劳宫穴。口臭多因肝火亢盛上炎或胃肠蕴积湿邪热毒上攻于口所致。劳宫具有解热化湿之功效，故艾灸此穴可治疗口臭。灸取双侧劳宫穴，使用雀啄灸每穴各灸 25 分钟，7 天为一个疗程，三个疗程即可得到良好的治愈效果。

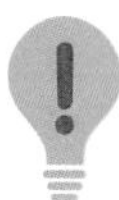

“小提示”——口臭注意事项

● 多吃胡萝卜、花茎甘蓝、菠菜和柑橘类水果，以摄取β－胡萝卜素和维生素C。

● 可适量饮茶，可以清热去火，抗菌消炎，清洁口腔，箐橡草、禾箐茶等可有效预防和改善口臭症状。

● 禁忌吸烟或其他烟草制品，喝酒，吃大蒜、洋葱和咖喱。

● 多吃水果和粗粮高纤维的饮食，包括大量的全谷物食品，新鲜水果和未加工的有叶的蔬菜，它们有助于消化并减少口臭的机会。

● 吃苹果、橘子和芹菜可帮助清洁牙齿，分散口腔细菌和刺激唾液流动，咀嚼新鲜的芹菜或薄荷叶，是有效的口腔清洁法。

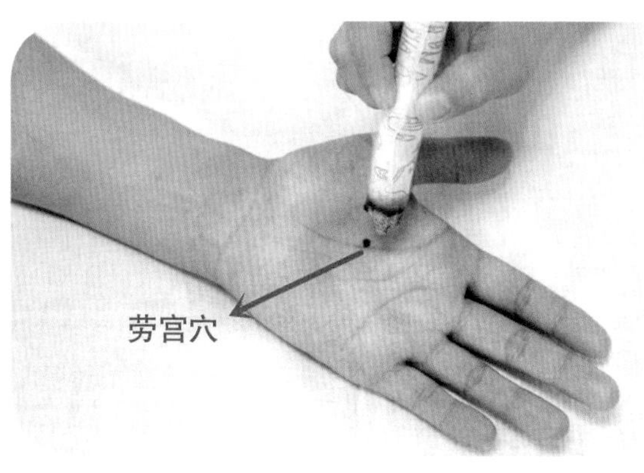

63 银屑病

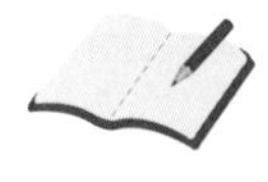

“小案例”——贤妻良母的困扰

李嫂是该村庄出了名的贤妻良母，最近准备儿子的婚事，这可忙坏了李嫂，可是在喜事儿中却有着不幸，李嫂的老伴因为帮儿子筹办婚事，把腿骨折了，这下子重担全压在了李嫂的身上。贤妻良母的李嫂吃了上顿没下顿，总暴饮暴食，顿时感到压力很大。儿子结婚前一个月，李嫂得了银屑病，很影响这个准婆婆的形象，李嫂经过各种方法治疗，效果都不是很明显，偶然看到电视保健节目介绍艾灸大椎穴有治疗银屑病的疗效，于是李嫂抱着试试看的想法买了艾条，在家自己进行艾灸。经过半个月的时间，李嫂的银屑病得到了明显的好转。

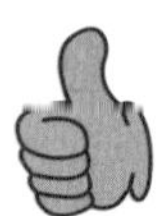

“小妙招”——巧用大椎穴

大椎穴是治疗银屑病的有效穴。大椎穴属督脉，在第 7 颈椎与第 1 胸椎之间，大椎穴又名百劳穴，是督脉、手足三阳经、阳维脉之会，有“诸阳之会”和“阳脉之海”之称。有解表、疏风、散寒、温阳、通阳、清心、宁神、健脑、消除疲劳、增强体质、强壮全身的作用。艾灸治疗时嘱患者先取坐位，以雀啄灸灸于大椎穴，每次 15 分钟，以局部皮肤潮红为度，每日 1 次，1 个月为一个疗程。

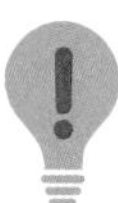

“小提示”——保持皮肤清洁是关键

● 避免外伤，防止搔抓及强力刺激，以免产生新的皮损。

● 需穿干净柔软的衣服，定时更换内衣及床单，防止皮肤感染。

● 注意饮食卫生，一般给予普食，以清淡为主，少饮酒，勿食易引起过敏反应的食物，如羊肉、海鲜等。

● 宜用温水洗澡，禁用强碱性肥皂、洗发水洗浴，保持室内空气新鲜和流通；避风寒，防止上呼吸道感染。

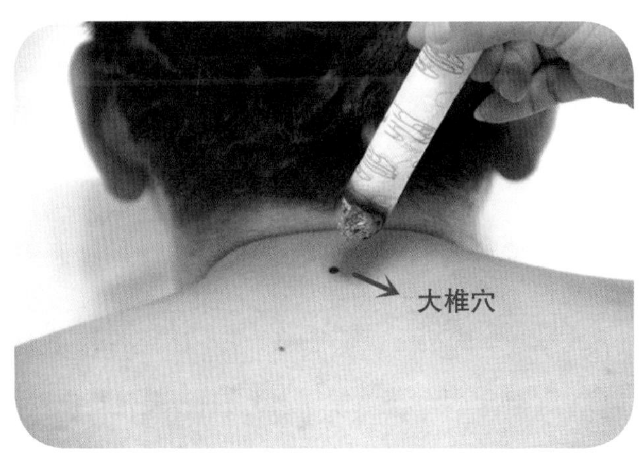

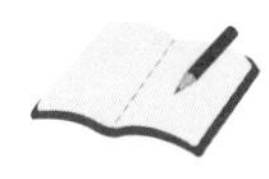

"小案例"——酒后的王大爷

王大爷是个爱喝酒的人，前些日子在自己老战友家喝了顿酒，两个人忆苦思甜，很是高兴，酒后喝了些茶水，王大爷身上出了点汗，晚上回家被凉风吹到了。第二天大腿上起了许多不规则的疙瘩，非常痒，王大爷并没有上心，以为是潮湿所致，痒的部位都挠破了，儿子回来看到了，便陪着王大爷去医院检查，路上碰到了朋友许大夫，许大夫得知原委后，建议王大爷回家艾灸血海穴。王大爷回家后每天艾灸血海穴，两周后有明显的改善。王大爷经过艾灸血海穴的治疗，摆脱了痒的困扰。

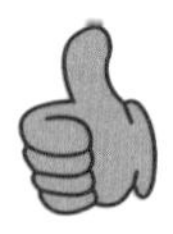

"小妙招"——巧用血海穴

血海穴，是治疗皮肤瘙痒的有效穴。血海穴位于股前区，髌底内侧端上 2 寸，本穴为脾经所生之血的聚集之处，艾灸血海穴可化血为气，运化脾血。以达到治疗皮肤瘙痒的症状。艾灸时，将艾条悬于血海穴上 20 ~ 30 分钟，艾灸至皮肤红润，以能耐受为度，两周为一疗程。若未见效，早晚各艾灸 1 次。

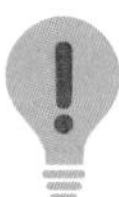

“小提示”——饮食很关键

● 在秋天除了多喝水以外，还宜多喝粥、豆浆，多吃萝卜、莲藕、荸荠、梨、蜂蜜等润肺生津、养阴清燥的食物，特别是梨，有生津止渴、止咳化痰、清热降火、养血生肌、润肺清燥等功能。

● 要尽量少吃或不吃辣椒、葱、姜、蒜、胡椒等燥热之品，少吃油炸、肥腻食物，以防加重秋燥症状。

● 如果出现了皮肤瘙痒症状，可用香菜泡酒涂抹，可很快止痒。

● 多吃豆类和杂粮等食物。由于维生素 B 族对人体的新陈代谢机能起着至关重要的作用，缺乏维生素 B 族会使体内的新陈代谢产生障碍，影响细胞功能，容易引发皮炎、痤疮等问题。

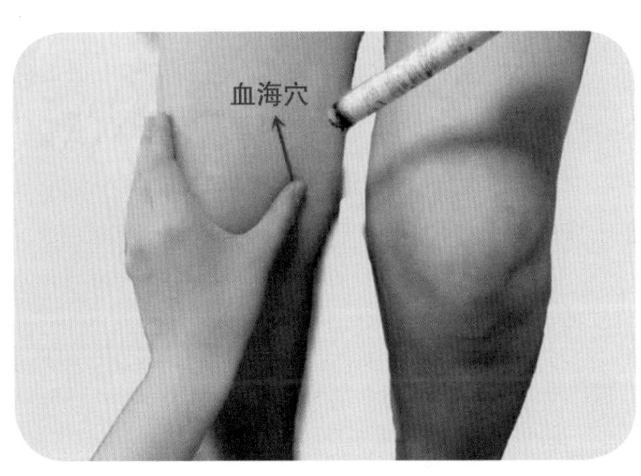

65 白癜风

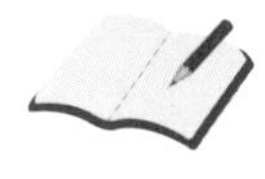

“小案例”——内向的小红

同事小红曾经是一个很内向，且没有自信的女生，工作时也没有热情，不敢和同事闲谈，严重影响了自己的工作和生活。通过和她聊天得知这一切都是因为高中时学习压力大，部分皮肤色素脱失而形成白色斑块，局部不疼也不痒，经诊断是白癜风，寻医问药多年都不见疗效，自己变得不敢接触人了。一次偶然的机会，得知用艾灸灸治白斑处可以治疗，于是小红抱着试试的心态去做，一个月之后便有了明显的效果，小红的白癜风得到了良好的改善，整个人也变得自信起来，现在和同事的关系也好了，工作也积极了，大家都很喜欢小红。

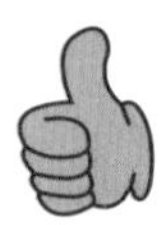

“小妙招”——巧灸白斑处

艾灸白斑处（阿是穴）是治疗白癜风的有效方法。将艾条点燃，对准患病白斑处，距离以患者能耐受为度，灸时可由外向内一圈一圈地逐渐缩小，开始时每次将白斑灸至高度充血（呈粉红色），每日 1 次，连续灸 7 ～ 8 日，以后灸至白斑深红色或接近患者正常肤色，每日 1 ～ 2 次，一般灸 30 次左右，白斑即转为正常肤色或接近正常肤色，然后再灸 3 ～ 5 次，以巩固疗效。

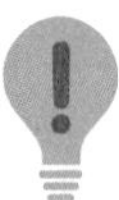

“小提示”——内因很重要

● 精神因素，紧张、焦虑，均可诱发本病，所以患者要性格开朗、要有与世无争的胸怀。

● 环境，特别是住处潮湿、淋雨、涉水、风寒等均可诱发本病；不可在太阳底下曝晒，以防扩散。

● 感染、外伤、冻疮、烫伤均有可能导致白癜风的发生或发展；避免摩擦、压迫，洗澡时不可用力擦搓。

● 慎用外用药物，以防刺激皮肤，尤其是颜面部的外涂药应特别注意。

● 衣服宜宽大适合，尤其内衣、内裤不可过紧，腰带宜松。

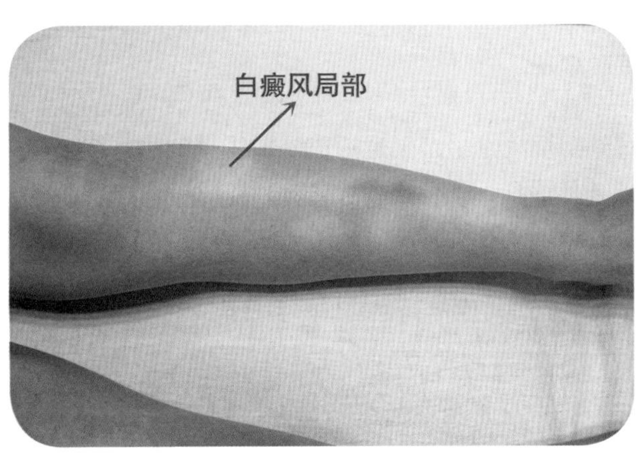

66 黄褐斑

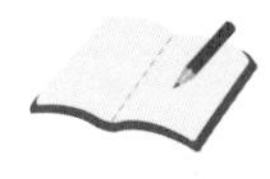

“小案例”——不美的小张

公司销售部的小张最近很是心烦，因为面部有黄褐斑出现，并逐渐加深扩大，夏天的到来，小张的黄褐斑尤为明显。月经还总出现延后的情况，工作量一多便会出现失眠。曾在美容院祛斑，自用面膜，口服多种中成药和保健品，疗效不佳。朋友介绍用艾灸治疗。于是小张到中医院治疗 3 个疗程后，色斑缩小淡化，皮肤光泽感强，颜色增白，皮肤弹性增强。半年余未复发。而且小张的客户也越来越多了。

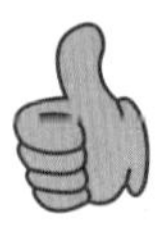

“小妙招”——艾灸黄褐斑

面部常规消毒后，于黄褐斑处采用悬灸法，每次 10 分钟，以周围有红晕为宜。艾灸后用万花油均匀涂于面部并进行适当的按摩，对下颌面颊，由下向上，由内向外，由中间向两边轻推，力度要合适。如此反复 30 余次，至患者感觉面部发热时再换另外一侧。隔日 1 次，10 次为一个疗程，治疗四个疗程后观察疗效。

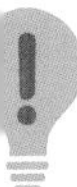

“小提示”——七招防治黄褐斑

● 防晒，外出时可外涂含遮光剂的膏霜类或撑遮阳伞等。

● 休息，避免熬夜或精神紧张。

● 戒忧思、劳伤。

● 忌用劣质化妆品及祛斑霜。

● 注意发现并治疗妇科疾病。

● 加强营养，多食蔬菜水果来补充维生素，少食肥甘厚味。

● 可常用中药玉容西施散洗面。方由绿豆粉、白僵蚕、白附子、天花粉、甘松、白及、白蔹、黄精、生地黄、黄芪、红花等各适量共研为细末，洗面时水中放入少许，或用作面膜，常用令面如玉。

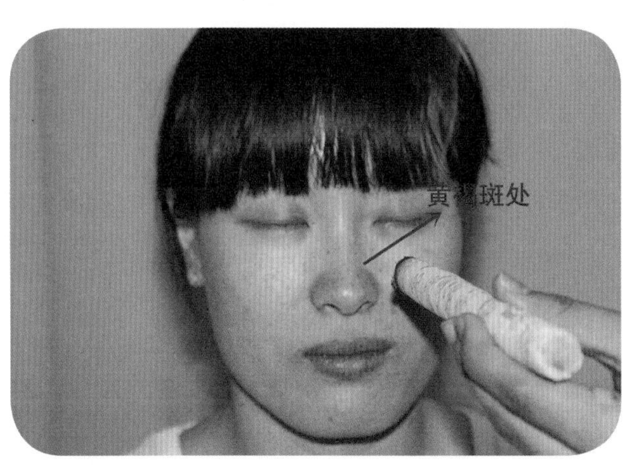

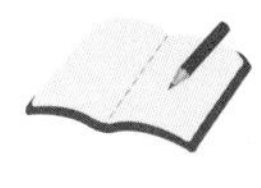

“小案例”——学习压力大的张同学

张同学是一个爱学习的好孩子，自从中考后，面部痤疮已经两年了，时好时坏，曾接受西药治疗，效果不佳，近来因高考复习，症状加重，经朋友介绍前去艾灸科就诊。额部、面颊、鼻翼、唇周粉刺、脓疱、硬结集簇成片，红肿疼痛，便秘溲赤，在两耳尖放血数滴，医生为张同学每天在红肿硬结处艾灸 1 次，经 4 次治疗，面部痤疮大减，又行 2 次治疗，面部痤疮基本消失，为防复发，继续背部走罐、刺络拔罐 2 次，半年未复发。

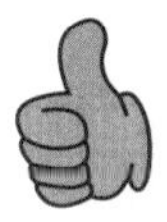

“小妙招”——艾灸痤疮部（阿是穴）

艾灸痤疮部（阿是穴）是治疗痤疮的有效部位（穴），对准面部痤疮皮损部位施雀啄灸，距离皮肤 1 ～ 2cm，灸至局部皮肤微红、深部组织发热为度，随时吹灰，保持火旺。脾虚痰湿型加用温和灸灸足三里。以上治疗均为隔日 1 次，5 次为一个疗程，疗程间休息 2 天。治疗过程中嘱患者少食辛辣、甜食和油腻食品。3 个疗程后观察疗效。

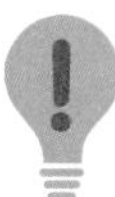

“小提示”——防治五原则

● 少吃含脂肪和糖类高的食物，忌食辛辣刺激性食物及避免饮酒，适当增加新鲜蔬菜及水果，忌用手挤压和乱用化妆品。

● 养成良好的生活习惯，保证充足睡眠，保持精神和情绪的稳定，避免工作、学习过于紧张。

● 痤疮的治疗疗程均较长（一般 2 个月左右），建议患者应坚持治疗，这是痤疮的注意事项中应该坚持的方面。

● 面部皮脂过多，油腻明显的应使用温水及合适的洁面乳洗脸，以去除油腻，保持面部清洁干净。

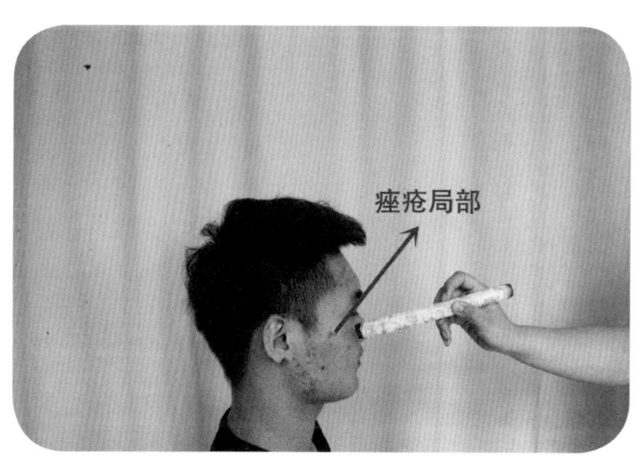